AF467547

DES NÉVRALGIES

ET

DE LEUR TRAITEMENT.

DES

NÉVRALGIES

ET

DE LEUR TRAITEMENT;

PAR C. JAMES,

DOCTEUR EN MÉDECINE,

Ancien interne de première classe de l'Hôtel-Dieu et de la Charité, rédacteur des leçons de médecine et de physiologie de M. Magendie, membre de la société anatomique de Paris.

PRIX : 1 FR. 75 C.

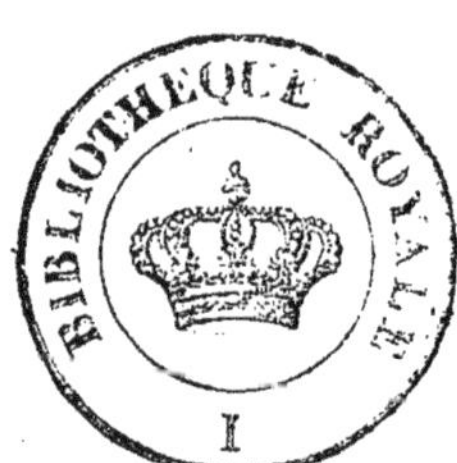

PARIS,

CHEZ FORTIN MASSON ET Ce,
SUCCESSEUR DE CROCHARD ET Ce,
Place de l'École-de-Médecine, 1.

CHEZ L'AUTEUR,
Rue d'Alger, 14.

1840.

A

M. Magendie,

MON MAITRE.

Puissé-je me montrer digne d'être votre élève!

DES NÉVRALGIES

ET

DE LEUR TRAITEMENT.

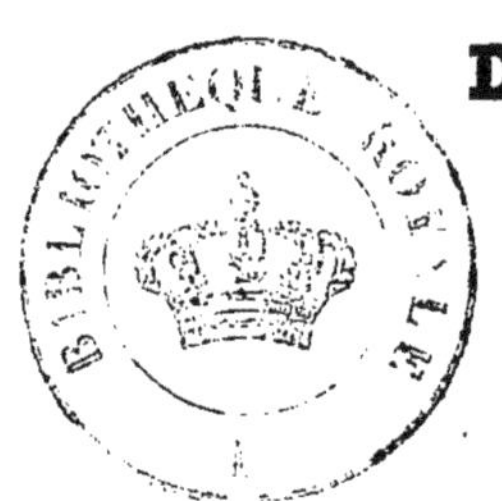

DES NÉVRALGIES EN GÉNERAL.

On donne le nom de névralgie à une douleur qui siége sur le trajet d'un nerf et ne peut être rattachée à aucune lésion organique ni mécanique de ce nerf, soit à son origine, soit dans les divers points de sa continuité. La douleur de la névralgie est toujours à peu près semblable à elle-même quant à son caractère. Elle ne diffère que par ses degrés variables d'intensité. Quelques mots me suffiront pour indiquer les principaux traits auxquels on doit la reconnaître.

La névralgie débute quelquefois d'emblée, sans aucun prodrôme. Ainsi des douleurs éclatent tout à coup dans un nerf, sans que rien ait provoqué, ni fait soupçonner leur brusque apparition. Ce cas n'est pas le plus ordinaire. Presque toujours il y a eu d'abord des fourmillemens, du prurit, quelques élancemens, et ce n'est que par gradation que la sensibilité du nerf s'exalte.

Quelqu'ait été son mode d'invasion, la névralgie est caractérisée par des douleurs aiguës, lancinantes, qui souvent arrachent des pleurs et des cris aux malades, et que ceux-ci comparent à la sensation d'une brûlure, d'une décharge électrique, ou d'un millier d'aiguilles qui traverseraient les chairs. Ces douleurs persistent rarement au même degré d'acuité. Elles disparaissent, reviennent, se modifient à tout instant et sous toutes les formes, sans que souvent on puisse expliquer ni leur absence, ni leur retour.

Tantôt la névralgie occupe tout un nerf, tantôt elle ne réside que dans quelques unes de ses divisions. Les malades indiquent en général très exactement par le trajet de la douleur la direction anatomique du nerf affecté.

Dans quelques cas la douleur se propage du tronc du nerf à ses ramifications. Dans d'autres cas elle suit une marche inverse, et ne gagne le tronc qu'après avoir envahi les ramifications où elle peut rester longtemps limitée.

Il arrive quelquefois que la névralgie se déplace et *saute* d'une branche nerveuse à une autre branche. Elle parcourra ainsi toutes les branches d'un même nerf, sans se fixer spécialement sur aucune. Cette extrême mobilité de la douleur est un signe précieux pour faire distinguer la névralgie de toute autre maladie. Un autre signe non moins important, c'est que la douleur, alors même qu'elle est la plus vive, diminue quelquefois par la pression qu'on exercera sur le nerf où elle siège.

La névralgie revient ordinairement sous forme d'accès, séparés par des intervalles variables, entre lesques la sensibilité du nerf peut rester parfaitement intacte. Ces accès, la plus légère excitation suffit pour les rappeler. Il est des malades qui sont repris de douleurs névralgiques aux moindres variations dans la température ou l'état hygrométrique de l'atmosphère, à la moindre émotion de plaisir ou de peine. D'autres se condamnent pendant des heures, des journées entières à une immobilité complète, car ils savent par expérience que certains mouvemens feraient immédiatement reparaître la névralgie.

Rien de plus affreux que ces accès de névralgie quand la douleur acquiert son maximum d'intensité. Il s'y joint souvent des perturbations vers le système musculaire; de là ces convulsions, ces tics, que la volonté ne peut réprimer.

La vivacité et la continuité des souffrances finissent à la longue par entraîner des désordres dans les parties affectées. La santé générale ne tarde pas non plus à s'altérer. Il survient un état de langueur et de découragement qui ôte aux malades toute leur énergie physique et morale. On en a même vu terminer par le suicide une vie qu'ils ne se sentaient plus la force de supporter.

Tel est le tableau, bien incomplet sans doute, des caractères de la névralgie; mais, tout incomplet qu'il est, il me suffit pour les questions que je me propose de traiter. Mon but, en effet, n'est point d'écrire une histoire détaillée des névralgies. Je veux principalement *exposer les règles et les résultats d'un mode de traitement, basé sur la physiologie, et appuyé par de nombreux succès.*

L'idée de ce travail et la plupart des matériaux qui m'ont servi à l'exécuter, c'est à M. Magendie que je dois en faire hommage. On verra, en effet, de quelle ressource ont été pour moi les leçons dont l'illustre professeur m'a confié la rédaction (1), ainsi que les faits de sa pratique particulière qu'il m'a permis d'observer chaque jour avec lui et de recueillir sous ses yeux.

Le neveu de M. Magendie, M. de Puisaye, interne très distingué des hôpitaux, a eu pareillement l'extrême obligeance de mettre à ma disposition de précieux renseignemens.

TRAITEMENT DES NÉVRALGIES LAR L'ÉLECTRICICITÉ.

C'est dans l'emploi de l'électricité que consiste la méthode de traitement dont M. Magendie a su faire de si heureuses applications contre les névralgies. L'électricité a été essayée depuis longtemps; cependant la plupart des médecins y ont aujourd'hui renoncé, comme infidèle ou inutile. Il est certain qu'administrée comme elle l'est habituellement par des hommes, souvent étrangers aux premières notions médicales, l'électricité doit être d'un bien faible secours. Je dis plus, elle sera nuisible dans beaucoup de cas de névralgie, par cela seul que les procédés usités agissent presque tous d'une manière défectueuse.

En effet, on se sert d'appareils qui tous ont cela de commun qu'ils versent le fluide électrique à la surface de la peau. Or l'épiderme est un mauvais conducteur; par conséquent son action devient celle d'un corps isolant, et le fluide ne pénètre qu'à une très petite profondeur. Il y a donc commotion de toute la partie, sans que le nerf, siége de la névralgie, reçoive une part plus forte de la secousse que les tissus qui l'enveloppent.

---

(1) LEÇONS SUR LES FONCTIONS ET LES MALADIES DU SYSTÈME NERVEUX, professées au Collége de France, par M. Magendie, rédigées par M. James. — Deux volumes.

C'est là un grave inconvénient. Il faudrait que le fluide arrivât en masse sur le nerf, et que celui-ci en ressentît isolément le contact, de sorte qu'on pût à volonté accroître ou diminuer la dose du fluide sans qu'il en résultât un ébranlement général, presque toujours fâcheux. On évite ces inconvéniens et on remplit ces indications en introduisant à travers la peau jusqu'au nerf une aiguille qui sert à conduire le fluide électrique.

L'emploi de l'électricité par ce dernier procédé est décrit dans les livres sous le nom d'électro-puncture. Toutefois personne avant M. Magendie n'avait indiqué la manière spéciale de s'en servir dans le traitement des névralgies de la cinquième paire, en l'appropriant aux connaissances physiologiques que nous avons aujourd'hui sur les importantes propriétés de ce nerf.

Je vais maintenant décrire le manuel de cette petite opération, telle que je l'ai vu pratiquer par M. Magendie, et que je l'ai moi-même pratiquée nombre de fois. J'exposerai plus tard dans quelles espèces de névralgies et sur quels nerfs elle a le mieux réussi.

CHOIX ET MODE D'INTRODUCTION DES AIGUILLES.

On fait choix d'aiguilles très fines, longues de cinq à six centimètres, d'un métal non oxidable. Les meilleures sont en platine. Il y aurait de l'inconvénient à se servir d'aiguilles en acier, ou de tout autres susceptibles de s'oxider, d'abord, parce que la perte de leur poli en rendrait l'introduction plus douloureuse; en second lieu, parce qu'elles pourraient produire des taches indélébiles. L'oxide, entraîné et dissous, séjournerait dans la petite plaie. De là un point bleuâtre, ressemblant assez à de la poudre incorporée par tatouage. Comme les névralgies de la face sont les plus fréquentes, on doit veiller, surtout chez une femme, à ce que l'aiguille ne laisse pas après elle la plus légère empreinte.

Maintenant, comment faire pénétrer l'aiguille? On l'enfonce rapidement et d'un seul coup jusqu'au nerf qu'on veut atteindre. La douleur serait beaucoup plus vive si on introduisait l'aiguille, à la manière d'une vrille, en lui imprimant avec les doigts des mouvemens de rotation sur son axe.

Il faut éviter le voisinage des vaisseaux importans. Non pas peut-être qu'une aussi petite piqûre pût avoir des inconvéniens véritables. Toutefois, cela est plus prudent.

Il n'est pas indispensable de piquer le nerf même : souvent les effets sont également obtenus, bien qu'on ne soit qu'à son contact.

Deux aiguilles sont ordinairement nécessaires, l'une qu'on place vers l'origine du nerf; l'autre vers sa terminaison. Nous verrons cependant qu'il est des cas où une seule aiguille suffit.

L'introduction de l'aiguille est à peine douloureuse, et pourtant elle inspire aux malades une très vive répugnance. Je l'ai vue, mais rarement, suivie de la disparition momentanée de la névralgie. Quand celle-ci n'a pas cédé, ou qu'elle est revenue, c'est alors qu'il faut recourir à l'électricité.

EMPLOI DE L'ÉLECTRICITÉ.

L'appareil électrique le plus généralement connu et le plus facile à se procurer, c'est la pile à auges de Volta. Aussi vais-je entrer dans quelques détails sur son emploi.

Une pile a été chargée, avant qu'on introduisît les aiguilles, avec un mélange convenable d'eau et d'un acide quelconque, l'acide sulfurique, par exemple. Il faut que l'acidité du mélange ne soit pas trop forte, sans quoi les disques de la pile seraient attaqués, et la mousse produite par l'effervescence empêcherait le dégagement du fluide. On place dans des auges différentes la plaque métallique qui termine chaque fil conducteur. Le nombre des couples compris entre les deux plaques mesure le degré de force de la pile, puisque, suivant que ce nombre augmente ou diminue, on obtient plus ou moins de fluide.

Tout étant ainsi disposé, on met les fils en contact avec les aiguilles; le pôle positif doit correspondre au tronc du nerf; le pôle négatif à ses divisions. Il faut agir d'abord avec peu d'élémens; cinq à six suffisent. Les malades comparent la sensation perçue à une sorte d'étincelle, d'éclair, qui parcourrait toutes les divisions du nerf. En même temps les muscles se contractent. Il ne faut point prolonger le contact des aiguilles et des conducteurs au-delà de quelques secondes. J'ai vu cependant des cas où la douleur n'était heureusement modifiée que quand on avait recours à une sorte de courant continu.

La douleur n'est pas la même aux deux aiguilles. Elle est en général plus aiguë au pôle négatif qu'au pôle positif.

Il n'est pas rare que la névralgie disparaisse dès le premier contact des aiguilles et des conducteurs. On doit alors immédiatement s'arrêter. Une secousse électrique, en l'absence de la douleur, pourrait ramener à l'instant la névralgie.

Il est souvent nécessaire, avant que la douleur cesse, de revenir à plusieurs applications successives. Dans ce cas, il convient d'augmenter graduellement le nombre des élémens. Parfois aussi on se trouve bien de changer les conducteurs de place, de telle sorte que les aiguilles ne soient pas toujours en rapport avec le même pôle. Mais alors il faut toujours avoir soin de diminuer le nombre des élémens, sans quoi chaque changement serait accompagné d'une plus violente secousse.

Si la névralgie vient à quitter le nerf qu'elle occupait pour se fixer sur un autre nerf, ou seulement sur une autre branche du même nerf, on la poursuivra dans ce nouveau siége par les mêmes moyens que je viens d'indiquer.

La douleur n'existe plus. Ne vous hâtez pas cependant de retirer les aiguilles, mais attendez quelques instans, car elle pourrait revenir. M. Magendie recommande ordinairement aux malades d'exécuter les mouvemens qu'ils savent le plus propres à rappeler la névralgie. Celle-ci reparaît elle ; une ou deux applications galvaniques en font promptement justice.

Une fois qu'on s'est bien assuré de la disparition complète de la névralgie, on retire les aiguilles. Il est rare que les piqûres saignent ; elles fourniraient tout au plus quelques gouttelettes de sang.

Aucun pansement à faire. Les malades ne ressentent plus qu'un très léger fourmillement sur le trajet du nerf. Souvent même tout souvenir de la douleur s'est dissipé. Il y a bien encore un petit cercle rougeâtre autour des points où étaient implantées les aiguilles ; mais, au bout d'une heure, il n'en reste plus de traces.

Telle est la manière de se servir de la pile. M. Magendie emploie de préférence aujourd'hui la machine électro-magnétique de Clarke, comme étant plus commode, exerçant une action plus douce, et n'exigeant pas l'usage d'une solution acide. Son emploi est du reste extrêmement simple. Une fois les aiguilles en place, on les soumet au contact des conducteurs de la machine, et, suivant qu'on tourne la roue avec plus ou moins de rapidité, on obtient plus ou moins de fluide.

Dans quelques cas rares, j'ai vu M. Magendie essayer du petit appareil de M. Le Breton. L'action en est la même que celle de la machine électro-magnétique de Clarke; mais elle réclame plus de précautions, pour ne pas donner de commotions trop violentes.

Toute innocente qu'elle est, cette petite opération ne laisse pas que d'agir vivement la première fois sur l'imagination des malades. Cet attirail de longs fils, d'aiguilles acérées, d'une liqueur qui frémit entre des disques de métal, l'appréhension d'un moyen nouveau, tout cela préoccupe et intrigue. Souvent même des syncopes véritables surviennent avant qu'on ait fait agir l'électricité. Et ce ne sont pas seulement les personnes timides et délicates qui sont ainsi impressionnables. J'ai vu chez M. Magendie un ancien général de l'empire se trouver mal au moment où on allait introduire la première aiguille. Ces émotions d'un instant ne se manifestent qu'à la première séance. Il suffit même qu'on ait vu le galvanisme appliqué à une autre personne pour être déjà complètement rassuré; car, je le répète, l'emploi de ce procédé n'est aucunement douloureux.

DES NERFS SUSCEPTIBLES D'ÊTRE ATTEINTS DE NÉVRALGIE.

Avant de passer à l'étude des névralgies en particulier, je dois commencer par établir quels sont les nerfs susceptibles d'en être atteints. C'est pour avoir méconnu le véritable siége des névralgies, qu'on a commis de si déplorables méprises dans le choix des nerfs contre lesquels on a dirigé parfois des traitemens aussi barbares que déraisonnables. Or, voici ce qu'apprend l'observation.

Les nerfs sensitifs sont seuls sujets aux névralgies. Du moins, les nerfs exclusivement moteurs m'ont paru n'y prendre aucune part. Ainsi se trouve confirmée l'importante distinction des nerfs en nerfs de sentiment et nerfs de mouvement.

Je sais bien que cette opinion est loin d'être généralement adoptée. On oppose des objections et des faits. Mais ces faits et ces objections, bien loin de prouver contre ma manière de voir, trouvent une explication toute naturelle dans les dernières expériences de M. Magendie. Ce physiologiste, en effet, a démontré jusqu'à la dernière évidence que certains nerfs, regardés jusqu'ici comme exclusivement moteurs, jouissent cependant d'une sensibilité très réelle qu'ils reçoivent, non du système nerveux central, mais des anastomoses qui les associent avec les nerfs sensitifs. Ainsi, bien que moteur de sa nature, un nerf peut être atteint de névralgie. Celle-ci siège alors, non dans les filets propres du nerf, mais dans ses filets d'association avec des nerfs de sentiment. J'aurai plusieurs fois l'occasion, dans le cours de ce travail, de signaler l'accord et l'harmonie qui existent entre la pathologie du système nerveux et la physiologie expérimentale.

Les nerfs sensitifs n'ont pas tous une aptitude égale à être atteints de névralgie. Sous ce rapport, les nerfs de la face doivent être placés en première ligne; aussi consacrerai-je à l'étude de leurs névralgies un chapitre spécial.

Dans un second chapitre, je traiterai des névralgies du grand nerf sciatique dont on connaît la résistance si souvent opiniâtre à tous les traitemens ordinaires.

Je pourrais multiplier ces divisions, en raison du nombre des nerfs dans lequels on a observé des névralgies; mais je n'ai point encore recueilli de matériaux suffisans pour un pareil travail. Mes recherches ont eu jusqu'ici pour principal objet les névralgies faciales et sciatiques; aussi ne parlerai-je point des autres névralgies.

CHAPITRE PREMIER.

NÉVRALGIES DE LA FACE.

Deux nerfs sont spécialement affectés au sentiment et au mouvement de la face; ces deux nerfs sont la cinquième et la septième paire. La première question qui se présente est donc celle-ci : les névralgies peuvent-elles s'attaquer à chacun de ces deux nerfs, ou seulement à un seul ? Laissons répondre les faits.

Il n'est douteux pour personne aujourd'hui que la cinquième paire ne soit très fréquemment atteinte de névralgie. Mais on est loin d'être aussi d'accord sur ce qui concerne la septième paire. Pour moi, j'ai une opinion très arrêtée à cet égard, car j'ai observé et recueilli plusieurs cas dans lesquels la névralgie avait évidemment pour siége des branches de la septième paire. Toutefois j'ajouterai que je n'ai jamais vu de névralgies isolées de ce dernier nerf, et que toujours elles coïncidaient avec des névralgies de la cinquième paire dont elles n'étaient qu'une complication.

Les expériences physiologiques nous rendent encore parfaitement raison de ces faits. On sait, en effet, que la septième paire reçoit par des anastomoses sa sensibilité de la cinquième. Ce nerf ne peut donc être affecté de névralgie qu'autant que celle-ci lui aura été apportée de la cinquième paire par les anastomoses.

Autres conséquences physiologiques. M. Magendie a prouvé, depuis longtemps, que la cinquième paire, indépendamment de ses usages comme nerf de sentiment, exerce une action telle sur les organes des sens que ceux-ci se troublent ou perdent leurs fonctions dès l'instant où la cinquième paire est malade. Cet faits trouvent encore ici leur application. Ainsi bon nombre d'amauroses et de surdités n'ont été dans le principe que des névralgies de la cinquième paire, fixées sur les branches de ce nerf, qui sont en rapport avec les fonctions visuelles et auditives. L'odorat et le goût peuvent également être abolis par l'effet de ces névralgies, ce qui s'explique à merveille, pour peu qu'on se reporte aux expériences physiologiques.

La preuve qu'il existe quelquefois une relation parfaite entre les névralgies de la face et la perte des sens, c'est que le même moyen qui triomphe de ces névralgies peut restituer aux sens leurs propriétés perdues. J'ai observé, en pareil cas, de nombreuses guérisons sous l'influence de l'électricité.

Ce que je viens de dire de la sensibilité spéciale est également applicable à la sensibilité tactile de la face. L'anesthésie de cette partie n'a été souvent, dans le principe, qu'une simple névralgie de la cinquième paire (1).

Bien que n'étant pas le nerf moteur de la face, la cinquième paire exerce une certaine influence sur les mouvemens de cette partie. Aussi les muscles qui reçoivent les nerfs atteints de névralgie se contractent-ils convulsivement, alors même que la septième paire a été respectée. De là le nom de *tic douloureux*, par lequel on désigne généralement les névralgies de la face. Dans les premiers temps de la maladie, les muscles n'entrent en contraction que pendant les accès; mais, si la névralgie s'est prolongée trop longtemps, le tic peut persister après que les douleurs ont totalement disparu.

Une autre conséquence possible de ces névralgies, c'est l'altération dans la nutrition de la face. Ainsi la cornée devient opaque : plus tard elle se ramollit et se perfore, les dents s'ébranlent, la langue se boursouffle et se fendille, la membrane pituitaire se détache par lambeaux, les muscles s'atrophient, en un mot, apparaissent tous ces désordres qu'on détermine à volonté sur l'animal dont on coupe la cinquième paire. Ces complications sont extrêmement graves et peuvent offrir une multitude de degrés intermédiaires, depuis la simple opacité de la cornée jusqu'à la mortification des parties molles. Elles ne se montrent pas dans les premiers

(1) Je viens de présenter à l'Académie de médecine (séance du 20 octobre 1840) un malade qui, depuis plusieurs années, était affecté d'une paralysie complète de la sensibilité de tout le côté droit de la face, y compris les organes des sens, avec perte de la vue, du goût, de l'ouïe et de l'odorat de ce côté. Cette anesthésie avait succédé à une névralgie. Après avoir diagnostiqué une affection de la cinquième paire, j'ai dirigé sur chacune des branches de ce nerf des courans électriques, à l'aide d'aiguilles en platine et de la pile de Volta. En quelques semaines, la sensibilité générale était tout à fait revenue, et les sens avaient recouvré leur intégrité d'action.

temps de la névralgie, mais seulement lorsque celle-ci a entraîné une lésion organique du nerf.

Il me serait facile de donner à ces considérations physiologiques de plus amples développemens. Je préfère en rester là, car ce qui me reste à dire trouvera plus naturellement sa place dans les observations que je vais maintenant rapporter.

Comme il est très rare que les trois branches de la cinquième paire soient simultanément affectées, et que le plus souvent une seule est atteinte, je décrirai à part la névralgie de chacune de ces trois branches. Sans doute, on n'est pas toujours sûr de rencontrer une névralgie bien parfaitement circonscrite dans une seule division nerveuse; mais cependant il y a constamment une branche de la cinquième paire qui paraît être le foyer principal de la douleur; c'est à cette branche que nous rattacherons la description de la névralgie. Quant aux névralgies de la septième paire, elles se confondent tellement avec celles de la cinquième par leurs symptômes et le traitement qu'elles réclament que je n'en séparerai pas leur histoire.

§ Ier. — NÉVRALGIES DE LA BRANCHE OPHTHALMIQUE.

La branche ophthalmique fournit de nombreux rameaux à la glande lacrymale, aux paupières, au front, à la tempe et au dos du nez. Elle envoie un filet qui, après un trajet fort curieux, pénètre dans la fosse nasale par la lame criblée de l'ethmoïde. Ce filet paraît jouer un très grand rôle dans l'olfaction. La branche ophthalmique est encore en rapport avec l'organe de la vue par les nerfs ciliaires, rapport important puisqu'il peut servir à expliquer comment des blessures ou des névralgies de la cinquième paire ont été suivies de cécité.

La branche ophthalmique est très sujette aux névralgies. Celles-ci se reconnaissent aux caractères suivans :

Douleurs vives, commençant au trou sourcilier et se propageant de là aux paupières, à la caroncule lacrymale, au front, à la tempe, partout, en un mot, où se distribuent les rameaux affectés; extrême sensibilité de l'œil; photophobie; resserrement spasmodique de l'iris; sensation de battemens douloureux au fond de l'orbite et vers la tempe; écoulement de larmes âcres et brûlantes. Pendant les paroxysmes, la surface de l'œil devient rouge et les paupières peuvent à peine s'entr'ouvrir; la narine correspondante est sèche, et les malades y accusent parfois un chatouillement désagréable. Il n'est pas rare non plus de voir la douleur retentir jusque dans les sinus frontaux.

Les névralgies de la branche ophthalmique ne s'étendent pas toujours à toutes les divisions de ce nerf; le rameau frontal est quelquefois le seul affecté ; dans ce cas, la douleur reste limitée au sourcil, au front et à la tempe.

Voici maintenant quelques faits particuliers qui complèteront la description des névralgies de la branche ophthalmique :

Obs. I. — M. R., âgé de 63 ans, d'une forte constitution, éprouva, dans le courant de janvier 1837, une première atteinte de névralgie. La douleur occupait le nerf sous-orbitaire droit et s'irradiait dans le côté correspondant de la mâchoire supérieure. Deux dents, la première et la seconde molaires, furent arrachées, quoique saines. Mais, bien loin de céder, la douleur devint intolérable. Le malade eut recours alors aux topiques les plus calmans. Emplâtres opiacés, frictions avec la belladone, embrocations huileuses ou balsamiques, tout échoua. Enfin, ce ne fut qu'au bout de trois mois que les douleurs finirent par disparaître.

Une nouvelle crise éclata dans les derniers jours du mois d'octobre 1838. Cette fois la douleur changea de siége. Après s'être promenée, en quelque sorte, de branche en branche, elle parut se fixer définitivement dans les divisions du nerf ophthalmique droit. M. R., qu'une triste expérience avait instruit de l'inefficacité des traitemens ordinaires, vint consulter M. Magendie. Voici quel était alors son état :

La douleur semblait sortir du trou sus-orbitaire droit, et de là elle couvrait de ses irradiations le front et la tempe de ce côté. L'œil était larmoyant et rouge; les paupières fermées avec froncement. Quand le malade essayait de les entr'ouvrir, la douleur devenait plus vive, et il la comparaît à la sensation que produirait de l'eau glacée, lancée sur l'œil par une chiquenaude. La pupille fortement contractée ne se dilatait point à l'ombre.

Nul doute sur la nature de l'affection. C'était une névralgie de la branche ophthalmique.

M. Magendie implanta une aiguille au niveau du trou sus-orbitaire droit, une autre au milieu de la région temporale du même côté. La douleur ne fût point modifiée. Nous fîmes agir alors la machine de Clarke, et au bout de cinq minutes la névralgie avait complètement disparu. Le malade ayant prononcé quelque paroles, elle revint, mais en changeant de siége, et se fixa dans les points de la gencive d'où les dents avaient été arrachée. L'aiguille de la tempe fut retirée, et placée dans l'alvéole de la première molaire. En quelques secousses galvaniques, nous eûmes chassé la douleur, et le malade sortit parfaitement guéri.

Il est revenu depuis voir M. Magendie. La névralgie ne s'était point reproduite.

Obs. II. — M. L. éprouvait depuis plusieurs années des douleurs vagues dans le front et la tempe gauche. Ces douleurs avaient tout à fait le caractère des douleurs névralgiques. Elles étaient lancinantes, se portaient d'un point à un autre, et la moindre impression du froid en provoquait le retour. M. L. parvenait habituellement à les calmer en enveloppont de flanelle les parties qui en étaient le siége.

Le 5 avril 1838, M. L., après s'être exposé à un courant d'air froid, fut saisi tout à coup de douleurs atroces dans le front et la tempe du côté droit. M. Récamier, mandé sur-le-champ, prescrivit des pilules de camphre et d'opium. Il y eut un peu de soulagement, mais pendant la nuit la névralgie reparut avec une nouvelle intensité, au point d'arracher au malade, homme vigoureux et dans la force de l'âge, des cris de désespoir. M. Récamier m'envoya de suite près du malade que je trouvai dans l'état suivant.

Attitude exprimant un découragement profond. De ses deux mains il soutient sa tête penchée vers sa poitrine, et il fait entendre par intervalle des gémissemens mal articulés. La douleur est trop aiguë pour qu'il puisse me donner lui-même des renseignemens. J'apprends de la personne qui est près de lui que depuis plusieurs heures il ne peut ni parler, ni même écarter les mâchoires. Le malade me confirme par gestes l'exactitude de ces détails. Je le prie de m'indiquer avec le doigt le trajet de la douleur. Il me montre qu'elle part du trou sourcilier gauche, et de là se dirige vers le front, la tempe, jusqu'à la glande parotide où elle semble aboutir. L'œil est entièrement fermé. Les paupières, rapprochées par une contraction convulsive, n'ont pu être écartées par mes doigts, ni par la volonté du malade. La physionomie tout entière exprime une affreuse angoisse.

J'avais préparé une pile galvanique. Je place une aiguille au niveau du trou sourcilier, point de départ de la douleur, et une autre dans l'épaisseur de la glande parotide près de l'arcade zygomatique. Les conducteurs sont mis en contact avec les aiguilles. J'agis seulement avec huit couples. En moins de trois minutes la douleur a complètement disparu, les muscles ont repris leur contractilité, et tout est rentré dans l'ordre. Le malade a recouvré en même temps la liberté de la parole et le mouvement des mâchoires.

Deux jours s'écoulent et la douleur n'est pas revenue. Vers cette époque le malade a ressenti quelques élancemens qui se sont promptement dissipés d'eux-mêmes.

Le 10 mai, c'est-à-dire un peu plus d'un mois après la première crise, retour de la névralgie dans les mêmes parties et avec les mêmes caractères. On vient me chercher en toute hâte. Je retrouve le malade dans un état à peu près semblable à celui où je l'avais vu la première fois; seulement la douleur était un peu moins intense.

J'applique les aiguilles et l'électricité avec le même succès que précédemment. En quelques minutes, il ne reste plus de traces de la névralgie.

J'ai eu plusieurs fois depuis l'occasion de revoir M. L. Il éprouvait bien encore dans les changemens de temps quelques élancemens et même des crises d'un instant; mais c'est fort peu de chose, et il n'a jamais souffert assez pour venir de nouveau réclamer mes soins.

Obs. III. — M. B., âgé de 26 ans, d'un bon tempérament, vient consulter M. Magendie, le 7 juillet 1840, pour une double névralgie qui le fait souffrir depuis plus de dix-huit mois. La douleur siège aux deux trous sus-orbitaires; de là elle se répand circulairement dans les parties environnantes, de manière à occuper un espace large comme une pièce de deux francs. Le malade ne sait à quelle cause rattacher le développement de sa névralgie. Celle-ci, dans les premiers temps, ne se montrait qu'à de rares intervalles; maintenant elle revient plusieurs fois chaque jour par accès qui durent environ chacun une heure et même davantage, et sont caractérisés par des élancemens très aigus au niveau des trous sus-orbitaires, vers le front et la paupière supérieure. On a essayé déjà d'une multitude de moyens : des sangsues, des vésicatoires saupoudrés de morphine ont été placés inutilement sur le siége de la douleur. Une vessie remplie de glace a été maintenue pendant vingt-quatre heures sur le front. Toutes ces applications et bien d'autres encore n'ont produit aucun soulagement Voilà trois mois que le malade souffre jour et nuit : c'est surtout vers le mileu de la journée que les élancemens sont le plus douloureux. Tout travail intellectuel est devenu fatigant ou impossible. Plus de sommeil, plus d'appétit. Dégoût pour tout, même pour la vie.

M. Magendie place de suite une aiguille au trou sus-orbitaire droit, et une seconde aiguille dans le front, près de la raeine des cheveux. Il se sert de la machine de Clarke. Dès la troisième secousse, la douleur était chassée de ce côté.

Même application du côté gauche. La douleur se dissipe pareillement en quelques secondes.

Le malade qui se trouvait en entrant chez M. Magendie dans le plus fort de l'accès sort débarrassé de sa névralgie. Il ne ressentait plus qu'un léger fourmillement dans le sourcil droit.

Le lendemain, la douleur ne s'était point reproduite, et le fourmillement avait disparu. Depuis lors, M. B. n'a plus éprouvé d'atteintes de névralgie.

Obs. IV. — Une jeune dame souffrait depuis plusieurs années d'une névralgie très violente de la branche frontale du côté droit. Après beaucoup de traitemens inutiles, elle se décida à subir la section du nerf; mais le mal augmenta encore par l'effet de l'opération. Son état semblait désespéré quand elle vint consulter M. Magendie. Ce médecin eut recours à l'électricité, et, après quelques séances, la malade quitta Paris parfaitement guérie.

Je n'ai pu recueillir l'observation de cette dame. Le peu de renseignemens que je viens de transcrire m'ont été donnés par M. Magendie.

— Je pourrais aisément multiplier ces exemples, car les cas de névralgie de la branche ophthalmique que j'ai vu céder ainsi au même moyen de traitement sont beaucoup plus nombreux; mais ce serait à peu près les mêmes faits à reproduire. J'aime mieux choisir les cas les plus curieux et les mentionner à propos de chaque névralgie, que d'entrer dans des citations et des développemens qui m'entraîneraient bien au-delà des limites que je veux donner à ce travail.

Je n'ai rien à ajouter de particulier sur les endroits où il convient d'appliquer les aiguilles dans les cas de névralgie de la branche ophthalmique. Comme le nerf frontal est le plus fréquemment affecté, c'est sur ce nerf qu'on est surtout obligé d'agir. On reconnaît facilement sa place au siége de la douleur et à la petite dépression qu'on sent avec le doigt, le long du bord supérieur de l'orbite, vers la partie interne du sourcil.

J'ai vu plusieurs fois M. Magendie aller piquer le nerf lacrymal dans le point où il pénètre la glande de ce nom. Un écoulement abondant de larmes indique que le nerf est touché. Cette petite opération est très délicate et exige une grande dextérité. En dirigeant l'aiguille vers l'angle supérieur et externe de l'orbite, on est sûr d'être dans le voisinage du nerf lacrymal et cela suffit, car ordinairement le résultat est le même que si le nerf était atteint.

§ II. — NÉVRALGIES DE LA BRANCHE MAXILLAIRE SUPÉRIEURE.

Le nerf maxillaire supérieur est la seconde branche que fournit le ganglion de Gasser. Dans son trajet du trou grand rond au trou sous-orbitaire, ce nerf envoie de nombreux rameaux aux méats et aux cornets du nez, au voile du palais, à la voûte palatine, aux gencives et aux dents de la mâchoire supérieure. Il fournit également le filet Vidien qui paraît jouer un rôle important dans les fonctions de l'ouïe. Peut-être doit-on rattacher à la lésion de ce filet nerveux certaines surdités qui succèdent aux névralgies de la face.

Parvenu à l'orifice antérieur du canal sous-orbitaire le nerf maxillaire supérieur s'épanouit en une multitude de filets qui se distribuent à la lèvre, à la joue, au nez, en un mot à toutes les parties voisines.

D'après ces données anatomiques, rien de plus simple que de reconnaître une névralgie du nerf maxillaire supérieur. J'en énumérerai rapidement les principaux phénomènes :

Douleur vive au niveau du trou sous-orbitaire, s'irradiant vers l'aile du nez, la lèvre supérieure et la joue. Les muscles du même côté éprouvent des convulsions générales ou partielles ; quelquefois ils offrent une raideur tétanique. J'ai vu souvent la lèvre supérieure agitée, pendant les accès, de tremblemens singuliers. Elancemens aigus dans les gencives, surtout vers la racine des dents. Il n'est pas rare que les malades accusent des bourdonnemens et des tintemens d'oreille; l'ouïe parfois devient obtuse, et même, ainsi que je l'ai déjà dit, il surviendra une surdité complète.

Quelque facile que paraisse le diagnostic, on confond cependant très souvent ces névralgies à leur début avec de simples douleurs de dents. Les exemples de pareilles méprises sont nombreux. Je citerai celui de Wepfer :

Une malade consulte Wepfer pour une névralgie du nerf maxillaire supérieur droit. Ce chirurgien croit reconnaître une odontalgie, et débute par arracher toutes les dents du côté droit de la mâchoire supérieure. Ensuite, il excise une partie de la gencive. L'os s'exfolia. Pour couronner l'œuvre, Wepfer couvrit le cuir chevelu d'un large vésicatoire, fit placer un cautère et un séton, ouvrit une artère.... La malade mourut dans le marasme sans avoir été soulagée de sa névralgie.

Il y a peu de chirurgiens aujourd'hui qui eussent le triste courage de recourir à des traitemens aussi déraisonnables. Toutefois il est rare qu'on ne débute pas par arracher une ou plusieurs dents, ce qui exaspère à peu près constamment les douleurs. Voici quelques caractères propres à faire distinguer la névralgie véritable de la simple odontalgie :

Dans la névralgie, la douleur existe sous forme d'élancemens et d'étincelles. Elle revient et disparaît, suit le trajet des nerfs, s'accompagne de convulsions de la face. Les parties sont peu ou point tuméfiées. La pression soulage quelquefois la douleur au lieu de l'augmenter.

Dans l'odontalgie, au contraire, la douleur est continue et uniforme; la pression l'exaspère. Elle n'offre ni ces crises, ni ces rémissions. La joue devient rouge et gonflée quand les souffrances se prolongent quelque temps. Les muscles n'éprouvent point de convulsions. En explorant attentivement la bouche, on reconnaît quelque dent cariée qui semble être le point de départ ou l'aboutissant de la douleur. Lors même que les dents paraîtraient toutes saines, on s'assure en les percutant légèrement l'une après l'autre qu'il y en a une plus douloureuse que les autres.

Malgré ces signes différentiels, il n'est pas toujours facile de distinguer la névralgie véritable du simple mal de dents; d'autant plus que si la névralgie occupe l'un des nerfs maxillaires, la douleur se propagera jusqu'aux filets nerveux des papilles dentaires, et par conséquent produira une véritable odontalgie.

Obs. V. — M. P., capitaine d'artillerie, fut pris tout à coup, dans le courant du mois de novembre 1833, de douleurs très aiguës au niveau du trou sous-orbitaire droit. Ces douleurs se propageaient vers la lèvre et la joue. M. P. les combattit par des cataplasmes et l'application de flanelle sèche ou imbibée de linimens calmans. Il y eut peu de soulagement. L'opium pris à l'intérieur et administré par la méthode endermique fut également sans effets marqués.

La douleur ne tarda pas à s'étendre davantage. C'est surtout à l'intérieur du sinus maxillaire, et vers la racine des petites dents molaires droites qu'elle se concentra avec le plus de violence. Ces dents, ainsi que la canine, furent successivement arrachées. Aucune amélioration. Bien plus, l'avulsion de chaque dent fut suivie d'un redoublement de la douleur.

La névralgie eut bientôt acquis un degré d'intensité tel que la position de M. P. devint des plus affreuses. Plus de sommeil; plus d'intervalle entre les souffrances; la mastication est devenue un acte à peu près impossible; aussi le malade est-il réduit à se nourrir de potages, de bouillies et autres alimens liquides. Pendant les crises, il ne peut rien avaler, de sorte qu'aux douleurs de la névralgie se joignent les privations d'une abstinence forcée.

La santé de M. P. se ressentit profondément de cet état continuel de souffrances. Il demanda et obtint d'être admis à la retraite.

Et pourtant tous les traitemens avaient été employés. Saignées du bras, sangsues, emplâtres de toute nature, dérivatifs vers la peau et l'intestin. Le malade est-il donc condamné dans la force de l'âge à vivre ainsi misérablement? Il se décide à venir à Paris et se présente à la consultation de M. Magendie, le 12 février 1835. Voici les détails qu'il nous donna, non pas de vive voix, car le parler était impossible, mais en écrivant sur une ardoise qu'il portait avec lui pour se faire comprendre.

Depuis trois jours les douleurs étaient intolérables, et depuis trois jours il n'avait pris aucun aliment. Il souffrait surtout dans la gencive, aux points correspondans aux dents arrachées. Le trou sous-orbitaire était également le siége d'élancemens douloureux. La lèvre supérieure et l'aîle du nez, à droite, étaient agitées de petites contractions involontaires.

M. Magendie plaça deux aiguilles, l'une dans l'alvéole de la première petite molaire, l'autre au niveau du trou sous-orbitaire; puis nous mîmes en jeu la machine de Clarke. Il fallut plusieurs secousses avant que la névralgie fût entièrement chassée: elle se dissipait pour un instant et revenait ensuite. Cependant, au bout de huit minutes, elle avait complètement disparu. J'essaierais en vain d'exprimer l'ivresse de la joie de M. P., qui se trouvait passer sans transition d'un état affreux à un bien-être immédiat. Il est de ces sensations de bonheur qu'on ne peut comprendre que quand on les a soi-même éprouvées, ou qu'on a été témoin de leur manifestation.

M. P. se crut parfaitement guéri. Il n'éprouva plus, il est vrai, de crises réelles; mais pendant plusieurs jours encore le retour d'élancemens dans les nerfs primitivement affectés nécessita l'emploi du galvanisme. Ce n'est qu'après une dixaine de séances que la névralgie fut entièrement dissipée.

Obs. VI. — Madame X., âgée dé 38 ans, habituellement bien portante, fut prise tout d'un coup, il y a trois mois, d'une douleur on ne peut plus violente dans l'épaisseur de la joue, les gencives, les dents et l'intérieur de l'oreille du côté droit. Cette douleur éclata sans cause connue à quatre heures de l'après-midi. Jusqu'à dix heures du soir elle sévit avec une intensité telle que la malade disait que, si elle n'avait pas d'enfans, elle se porterait à quelque acte de désespoir. Vers dix heures il y eut un peu de calme. Depuis cette époque, la malade a été sujette à des crises de névralgie qui reviennent à peu près tous les jours, et se prolongent pendant plusieurs heures. Il y a un mois, un vésicatoire fut appliqué sur la joue et saupoudré de morphine. Léger soulagement; mais bientôt la névralgie reparut avec la même intensité. La malade était au milieu d'un de ses accès quand elle alla consulter M. le docteur Londe, le 6 novembre 1840. Ce savant médecin voulut bien me l'adresser de suite pour que je fisse l'application du galvanisme.

J'implantai une aiguille au niveau du trou sous-orbitaire. Au lieu de me servir d'une seconde aiguille, je plaçai le bouton d'un des conducteurs sur la muqueuse buccale, entre la gencive et la joue droite ; après quoi, je fis agir la pile : sept couples seulement. Dès la seconde secousse, la douleur n'existait plus, et je retirais l'aiguille.

La malade retourna de suite chez M. Londe, qui constata par lui-même la parfaite guérison de la névralgie.

Obs. VII.—Madame V. éprouvait, depuis plusieurs années, des douleurs vagues dans le côté droit de la face. Ces douleurs finirent par se concentrer dans le nerf sous-orbitaire, d'où elles s'irradiaient vers la lèvre supérieure, les dents et la joue. Un médecin conseilla d'arracher la deuxième petite molaire. L'avulsion de cette dent fut suivie d'une crise beaucoup plus violente que toutes les précédentes. Cependant, la crise se calma, et les douleurs redevinrent ce qu'elles étaient auparavant.

Pendant plusieurs mois, l'état de la malade resta le même. Une crise plus forte que la première étant survenue dans le courant de novembre 1837, elle consulta un autre médecin qui fit appliquer des sangsues sur le siége de la douleur, et prescrivit des pilules de sulfate de quinine. Nul soulagement. La crise dura son temps ordinaire, puis se dissipa sans que les moyens dirigés contre elle l'eussent en aucune manière influencée.

De nouvelles crises survinrent qui furent combattues par des moyens aussi infructueux que les premières. Le médecin, désespéré de la ténacité du mal, conseilla la section du nerf sous-orbitaire. L'opération fut pratiquée le 12 juillet 1836. Elle fut immédiatement suivie d'une crise affreuse caractérisée comme les précédentes par des douleurs offrant leur maximum d'intensité dans l'épaisseur de la joue et de la lèvre supérieure. Ce n'est qu'au bout de quinze jours qu'il y eut un léger amendement. On voulut encore essayer des vésicatoires, de la morphine, de la pommade de belladone; mais la douleur persista.

La malade vint consulter M. Magendie le 15 septembre 1839. Elle était alors au milieu d'une de ses crises, souffrant dans toutes les branches du nerf maxillaire supérieur droit. Elle se plaignait également de bourdonnemens très pénibles dans l'oreille du même côté. Une cicatrice transversale indiquait, au niveau du trou sous-orbitaire, l'opération pratiquée sur le nerf de ce nom. Nous nous assurâmes par plusieurs explorations que la sensibilité des parties dans lesquelles se distribue le nerf coupé était restée parfaitement intacte.

M. Magendie eut recours à l'électricité. Une aiguille fut placée sur la cicatrice, dans la direction du trou sous-orbitaire; l'autre aiguille pénétra dans l'alvéole de la deuxième petite molaire. La malade a soin de tenir les lèvres écartées : leur contact sur l'aiguille aurait empêché le transport du fluide électrique. Nous faisons agir la machine de Clarke. Après quelques secousses, la douleur devint moins vive, et bientôt elle ne consista plus que dans un simple engourdissement.

M. Magendie jugea prudent d'en rester là. Il craignait qu'en insistant sur l'électricité on ne rappelât la névralgie.

L'engourdissement se dissipa dans la soirée. Pendant quinze jours consécutifs la malade ne ressentit plus la moindre souffrance.

Vers la fin du mois d'octobre de la même année, madame V. éprouva quelques élancemens pareils à ceux qui précédaient d'ordinaire l'invasion de ses crises. Elle revint trouver M. Magendie. Déjà les douleurs étaient assez vives. Elles cédèrent comme la première fois à l'emploi de l'électricité. Ces douleurs ayant, pendant l'opération, sauté brusquement de la gencive dans l'épaisseur de la parotide, M. Magendie les attaqua de nouveau en implantant une aiguille dans cette glande. Trois ou quatre secousse galvaniques dissipèrent entièrement la névralgie.

Je n'ai pas revu madame V. depuis cette époque. Mais comme elle devait revenir dès que les douleurs reparaîtraient, je présume qu'elle n'en a plus éprouvé.

Obs. VIII. — M. Thélin (je le nomme avec son agrément), est un de nos habitués au traitement des névralgies par l'électricité. Tous les deux ou trois mois, il est repris de crises excessivement douloureuses dans le nerf maxillaire supérieur, et aussitôt il se rend chez M. Magendie, où on le débarrasse de sa névralgie. Il y avait cinq ans que M. Thélin souffrait quand il fut soumis par M. Magendie au galvanisme. La vie lui était alors tellement pénible, que plusieurs fois des idées de suicide s'étaient présentées à son esprit.

Voici quel était le caractère de ses crises : élancemens aigus dans la gencive, la joue, la lèvre supérieure, l'aîle du nez et la glande parotide du côté droit. La mastication devenait impossible. Le malade pouvait à peine prononcer quelques paroles. Son anxiété était extrême, et il cherchait en vain une attitude qu'il pût garder quelques instans.

Je vais énumérer, comme document curieux, les principaux traitemens auxquels M. Thélin fut soumis avant de s'adresser à M. Magendie.

Le malade s'est fait successivement arracher cinq dents de la mâchoire supérieure. Il a pris plus de 150 pilules de Méglin, et eu pendant deux mois un séton à la nuque. Six vésicatoires furent appliqués sur le côté droit de la face, et pansés avec l'acétate de morphine. Les sangsues n'ont pas été oubliées, ainsi que l'attestent de très nombreuses cicatrices. Bon nombre d'onguens et de baumes furent employés. M. Thélin m'a dit s'être purgé plus de deux cents fois, et, en effet, pendant près d'une année, il a pris régulièrement une bouteille d'eau de Sedlitz un jour, et de l'huile de ricin l'autre. Malgré ce luxe de moyens thérapeutiques, il n'y avait eu aucune espèce de soulagement.

M. Magendie fut consulté pour la première fois le 5 mars 1838. En une séance de quelques minutes, la douleur était chassée. L'oreille du côté droit, qui était devenue paresseuse, recouvra au bout de peu de jours toute sa finesse.

Chaque fois, depuis cette époque, que M. Thélin est repris de sa névralgie, il vient trouver M. Magendie, et toujours il sort de chez lui guéri. Ce n'est qu'après plusieurs mois que les crises reparaissent.

—Nous voyons, par les observations qui précèdent, que la névralgie s'attaque de préférence aux nerfs alvéolo-dentaires et sous-orbitaire. L'application des aiguilles dans ces points n'offre aucune difficulté.

Pour atteindre le nerf sous-orbitaire, il suffit de se rappeler que le canal qu'il parcourt est dirigé obliquement de haut en bas, et de dehors en dedans, et vient s'ouvrir dans l'épaisseur de la joue, un peu au-dessous du rebord inférieur de l'orbite. Du reste, comme le nerf, à sa sortie du canal, s'épanouit en une multitude de divisions, on est toujours certain d'en piquer quelqu'une, en faisant pénétrer l'aiguille dans la direction que je viens d'indiquer.

Quant aux nerfs alvéolo-dentaires, on agit sur eux en implantant une aiguille dans la gencive de la dent douloureuse. On peut quelquefois se dispenser d'employer une aiguille. Dans ce cas, on approche simplement de la gencive le bouton du conducteur. L'humidité de la membrane muqueuse et la finesse de son épithélium permettent au fluide électrique d'arriver jusqu'au nerf sans le secours de l'aiguille.

§ III. — NÉVRALGIES DE LA BRANCHE MAXILLAIRE INFÉRIEURE.

Parmi les nombreux rameaux que fournit le nerf maxillaire inférieur, et qui peuvent tous être affectés de névralgie, il en est trois qui méritent une attention spéciale, comme en étant le plus fréquemment atteints. Ce sont :

1° Le nerf dentaire inférieur, lequel, après avoir fourni des filets aux dents molaires, canines et incisives, s'échappe par le trou mentonnier, pour se perdre dans les parties molles environnantes.

2° Le nerf auriculo-temporal. Nul doute que ce nerf ne joue un grand rôle dans les névralgies du nerf facial, puisqu'il est la principale voie de communication par laquelle la cinquième paire fournit à la septième sa sensibilité.

3° Le nerf lingual. Nous allons voir, par les observations qui vont suivre, que le nerf lingual est très souvent atteint de névralgie.

Le diagnostic des névralgies du nerf maxillaire inférieur est très facile, pour peu qu'on se rappelle le trajet et la destination des divisions de ce nerf. Ainsi, les malades accusent des élancemens dans la lèvre inférieure, le menton, les gencives, les dents, la tempe et l'épaisseur de la joue. Le muscle orbiculaire des lèvres est contracté, la commissure tiraillée en bas et en dehors par de petites convulsions. Très souvent la douleur se fixe sur la langue et provoque en même temps une abondante sécrétion de salive. Le mouvement de la mâchoire est difficile, quelquefois impossible. C'est surtout vers l'orifice du trou mentonnier que la douleur est la plus vive. Je n'ai pas besoin d'ajouter que les symptômes varient à l'infini, suivant les nerfs plus spécialement affectés, et le degré d'intensité de la névralgie.

Obs. IX. — M. C., pendant la guerre d'Espagne de 1823, fit une chute de cheval qui lui occasionna une violente commotion et quelques contusions à la tête. Une large saignée lui fut pratiquée ; tous les accidens disparurent. Peu de temps après cette chute, M. C. éprouva vers le trou mentonnier et dans les dents de la mâchoire inférieure, du côté gauche, quelques légers élancemens. Il y fit d'abord peu d'attention. Bientôt les douleurs devinrent plus vives et prirent la forme d'accès. M. C. se fit successivement arracher trois dents saines qu'il présumait être le point de départ du mal. N'ayant éprouvé aucun soulagement, il eut alors recours à cette série de moyens qu'on ne manque pas de vanter contre les névralgies, et qui pourtant comptent si peu de succès bien constatés. Cependant, son état de souffrances resta le même, ou plutôt les crises augmentèrent de fréquence et les douleurs d'acuité. Il y avait vingt-cinq ans que cette névralgie durait, et rien n'en faisait présager le terme, lorsque M. C. vint consulter M. Magendie, le 12 juin 1838. Voici quel était l'état du malade.

Douleurs atroces dans l'intérieur du canal dentaire inférieur gauche, se propageant aux dents du même côté et aux alvéoles de celles dont on avait fait l'extraction. Elancemens aigus vers le trou mentonnier. La région frontale est également douloureuse dans la direction de toutes les branches du nerf sus-orbitaire. Cette crise dure dans toute sa violence depuis plus de deux jours. Elle a rendu le sommeil impossible et ne permet point un seul instant de calme.

M. Magendie emploie immédiatement le galvanisme. Deux aiguilles sont placées, l'une au trou mentonnier, l'autre au trou sus-orbitaire. Il n'y avait pas quatre minutes qu'elles étaient en rapport avec les conducteurs de la machine de Clarke, que la douleur avait quitté le front pour se concentrer tout entière dans le nerf dentaire inférieur et dans la glande parotide. M. Magendie ôte alors l'aiguille du sourcil et l'implante au-devant du lobule de l'oreille. Deux ou trois secousses galvaniques suffisent pour chasser entièrement la douleur.

La soirée se passe et le malade n'a plus souffert. Il dort toute la nuit d'un sommeil profond. Le lendemain, quelques élancemens se font de nouveau sentir dans le trajet du nerf dentaire inférieur ; dans la journée elles augmentent. Aussitôt M. C. revient chez M. Magendie, qui fait une nouvelle application des aiguilles. J'avais à peine fait faire quelques tours à la roue de la machine de Clarke, que déjà la névralgie était dissipée.

Nous n'avons pas eu besoin de recourir à une troisième application de l'électricité, car la douleur n'a plus reparu.

J'extrais les deux observations suivantes du deuxième volume des leçons de M. Magendie sur le système nerveux (p. 236, etc.)

Obs. X et XI. — « Deux dames, dit le savant professeur, viennent me consulter le même jour pour des douleurs névralgiques. Chez toutes les deux, c'est le côté droit de la face qui est pris; chez toutes les deux aussi, c'est dans la langue que la douleur est la plus vive.

» L'une de ces dames souffre depuis plus de quatre ans; elle m'a dit n'avoir pas eu, pendant tout ce temps, un seul jour de repos. Sa névralgie a commencé par des douleurs très aiguës, d'abord au niveau du trou sous-orbitaire, revenant par accès et s'irradiant vers la lèvre supérieure. Puis la branche frontale s'est entreprise, puis la branche mentonnière, puis enfin le rameau lingual. C'est dans ce dernier nerf que la douleur s'est spécialement fixée depuis quelque temps. Les divisions de la cinquième paire ne sont pas les seules qu'elle a envahies : elle s'est également étendue à celles de la septième, surtout à la branche moyenne de ce nerf, laquelle, vous le savez, reçoit l'anastomose du rameau auriculaire. La malade comparait la douleur à des éclairs, à des décharges électriques, qui lui traversaient les nerfs. Elle est devenue presque sourde de l'oreille correspondante au côté de la névralgie.

» L'autre dame ne souffre que depuis un an. La douleur a débuté par la langue et c'est là qu'elle est restée presque toujours concentrée; elle n'a fait, pardonnez-moi le mot, que quelques excursions dans les autres branches de la cinquième paire et dans celles de la septième; son point fixe, c'est le nerf lingual. Quand elle se propage à la face, elle semble sortir des canaux sous-orbitaire, mentonnier et frontal, pour se répandre dans les divisions des nerfs du même nom. Du reste, chez cette dame, comme chez l'autre, l'ouïe est affaiblie du côté où existe la névralgie.

» Je n'énumérerai pas tous les traitemens qui ont été dirigés contre ces névralgies. Comme ils étaient le plus souvent violens, ils ne faisaient qu'ajouter de nouvelles douleurs à celles qui existaient déjà. En résumé, ils n'ont procuré aucun soulagement.

» Bien entendu que, chez ces deux dames, la première chose qu'on a faite a été de leur arracher les dents qui répondaient au côté de la douleur. C'est là ordinairement le moyen auquel on a recours avant les autres...

» J'ai employé le galvanisme sur ces deux dames. Un aiguille très fine, en platine, a été enfoncée dans le tronc du facial, peu après sa sortie du crâne, à son passage dans la glande parotide; une autre aiguille a été enfoncée dans le côté de la langue correspondant à la névralgie; de cette manière j'étais sûr d'agir sur la septième et la cinquième paires, puisque je piquais le tronc de la première et la branche linguale de la seconde. Autant que possible, il convient de faire passer le courant électrique en même temps dans les deux nerfs de la face, à cause des filets d'association qui transmettent la sensibilité à la septième paire.

» J'ai fait agir la machine électrique de Clarke. Les choses ne se sont point passées de la même manière chez nos deux dames.

» Chez l'une, la douleur a immédiatement disparu de la langue, mais elle s'est portée sur le nerf mentonnier. Nos batteries ont donc dû être changées de place. J'ai retiré l'aiguille de la langue et je l'ai enfoncée au niveau du trou mentonnier. La douleur a encore été chassée de ce point; puis, après une absence de quelques secondes, elle a reparu dans le nerf sous-orbitaire : nouvelle application d'aiguilles dans ce nerf. Enfin la douleur, poursuivie d'une branche à une autre branche, a abandonné le nerf, et quand la malade est sortie de chez moi, sa névralgie était complètement dissipée.

» Chez l'autre dame, la douleur a également quitté la langue, pour se porter de là dans le nerf sous-orbitaire. Chassée de ce dernier nerf, elle est revenue à la langue, d'où il a fallu également la chasser de nouveau; seulement, au lieu d'enfoncer l'aiguille dans la langue, nous avons approché le bouton du conducteur de la surface de cet organe. Nous avons eu de la peine à déloger la douleur du nerf lingual; cependant, nous y avions réussi, quand elle a sauté dans les divisions du nerf sus-orbitaire. Poursuivie dans cet endroit, elle a fini par disparaître, et la malade a été complètemeut guérie. »

M. Magendie rapproche de ces deux observntions le fait suivant, que M. Roux a communiqué à l'Académie des sciences:

Cet habile chirurgien avait coupé sur un malade le nerf mentonnier, devenu habituellement le siége d'une névralgie très opiniâtre; la douleur passe dans la langue : section du nerf lingual; de la langue, elle se porte dans le nerf sous-orbitaire : M. Roux coupe pare'llement ce nerf; elle saute à la branche frontale : nouvelle opération; enfin la douleur se réfugie dans le filet ethmoïdal, où le chirurgien fut contraint de l'abandonner, n'osant l'y poursuivre.

« En pareil cas, dit M. Magendie, je poursuis la douleur non avec le bistouri, mais avec le courant galvanique. Si, comme dans l'exemple cité par M. Roux, la névralgie se fixait sur le filet ethmoïdal, j'enfoncerais une aiguille dans la narine et une autre dans l'orbite, le long de la partie supérieure de la paroi interne, à l'endroit où le nasal externe la parcourt: de cette manière je serais sûr d'agir sur le filet ethmoïdal, puisque, d'une part, ce filet se jette dans la narine, et que, d'autre part, il communique par son tronc avec le nerf nasal externe. Je l'attaquerais donc à son origine et à sa terminaison. »

— Comme complément des observations qui précèdent et qui ont rapport aux névralgies de la branche maxillaire inférieure, j'ajouterai quelques mots sur certaines indications anatomiques, qui doivent guider dans l'introduction des aiguilles.

Veut-on piquer le nerf mentonnier à la sortie de son canal osseux, on enfonce l'aiguille dans le milieu d'une ligne qu'on abaisserait verticalement de la couronne de la seconde petite molaire, au bord inférieur de la mâchoire inférieure.

Il est rare qu'on soit obligé d'attaquer le nerf dentaire inférieur au moment où il pénètre dans le canal de ce nom; mieux vaut ordinairement s'adresser à une branche de la septième paire, dans l'épaisseur de la parotide. Si pourtant le cas l'exigeait, on ferait pénétrer l'aiguille à deux centimètres environ au-dessus de l'angle de la mâchoire inférieure, et on la dirigerait d'arrière en avant, en passant ainsi entre le périoste et le muscle ptérygoïdien interne.

Quand la névralgie siége dans les dents, l'aiguille sera implantée dans la gencive, à l'endroit où la douleur est la plus vive. On peut, du reste, ainsi que je l'ai déjà dit, se contenter en pareil cas d'appliquer sur la gencive le bouton du conducteur, sans faire usage d'aiguille.

Enfin, s'il s'agit du nerf lingual, on arrivera facilement jusqu'à ce nerf, en se rappelant qu'il longe le bord de la langue sur un plan supérieur au grand nerf hypoglosse, et se distribue à la surface de la membrane muqueuse.

RÉSUMÉ DU TRAITEMENT DES NÉVRALGIES DE LA FACE PAR L'ÉLECTRICITÉ.

Les observations que je viens de rapporter prouvent quel parti puissant on peut tirer de l'électricité dans le traitement des névralgies de la face. M. Magendie a, depuis longtemps, adopté presqu'exclusivement cette médication, et il n'a qu'à s'applaudir de son emploi. Est-ce à dire qu'elle ne doit compter aucun insuccès? Les spécifiques sont rares en médecine; aussi je suis loin de croire que la méthode que j'expose devra toujours réussir. J'ajouterai cependant que M. Magendie n'a rencontré dans sa pratique que deux cas de névralgie faciale dans lesquels l'électricité ainsi employée par lui ait échoué : proportion extrêmement faible si on compare ces résultats avec ceux que fournissent les autres modes de traitement. Voici quelques détails sur ces deux cas :

Une dame, âgée de 37 ans, vient consulter M. Magendie, le 28 décembre 1839, pour une névralgie du nerf dentaire inférieur gauche, qui la fait souffrir très cruellement depuis plus de trois ans. La douleur, pendant tout ce temps, n'a point changé de place. Elle commence à l'orifice supérieur du canal dentaire, pénètre dans ce canal, retentit dans la racine des dents, et sort par le trou mentonnier, pour se répandre dans le menton en même temps que les divisions nerveuses. Tel est, au dire de la malade, le trajet de la douleur. Une multitude de traitemens ont été employés sans aucun succès : on a même fait, je ne sais trop pourquoi, la section du nerf mentonnier, *à sa sortie du canal de ce nom*. La douleur resta la même, et la peau du menton paraissait tout aussi sensible de ce côté que du côté opposé. M. Magendie eut recours alors à l'électricité.

Deux aiguilles furent implantées, l'une dans la parotide, l'autre au trou mentonnier, et il se servit de la machine de Clarke, puis de l'appareil de M. Lebreton. Les résultats furent tout-à-fait nuls. Après plusieurs séances, dans lesquelles on varia la position des aiguilles, la douleur n'avait pas été le moindrement influencée; aussi fut-on obligé d'abandonner ce traitement.

Le second cas est beaucoup plus grave que le précédent par l'atrocité des souffrances qui caractérisaient la névralgie. C'était chez une dame de soixante ans. Les douleurs n'étaient plus seulement limitées à une branche nerveuse, mais toute la cinquième paire du côté gauche paraissait entreprise. Ainsi la malade accusait des élancemens dans le front, la tempe, les gencives, les dents, la langue, la joue, l'oreille, en un mot, partout où la cinquième paire se distribue. Les sens étaient aussi très notablement affaiblis de ce côté. Quels traitemens n'avait-elle pas faits? Je n'ai rien vu de plus affreux que l'état de cette malade à l'instant des crises: elle se renversait convulsivement la tête en arrière; tout son corps était agité de secousses tétaniques; ses pieds frappaient le sol, et en même temps elle poussait des cris bruyans. Ces crises revenaient toutes les cinq minutes et duraient plusieurs secondes. Dans l'intervalle, les douleurs étaient supportables, quoique vives. Cette dame sur laquelle on avait déjà coupé inutilement le nerf sous-orbitaire, était adressée à M. Magendie par un chirurgien, pour qu'il *fît la section de la cinquième paire dans le crâne*. Je n'ai pas besoin d'ajouter que M. Magendie ne put prendre au sérieux une pareille invitation. Il essaya le galvanisme sous toutes les formes, mais ses diverses tentatives furent infructueuses et la névralgie ne perdit rien de son intensité.

N'avions-nous affaire ici qu'à une simple névralgie? Je serais plutôt porté à penser qu'il y avait quelque lésion organique, d'autant plus que la malade se plaignait de douleurs lancinantes et profondes dans tout le côté gauche de la tête, et que ces douleurs avaient précédé celles de la névralgie.

Ici se termine ce que j'avais à dire du traitement des névralgies de la face par l'électricité. Je pourrais passer en revue les autres modes de traitement employés journellement contre ces maladies et montrer combien celui que je viens d'exposer l'emporte par la simplicité de son exécution, la certitude et la rapidité de ses résultats. Il me serait facile de prouver que cette méthode est la seule qui s'attaque véritablement à la douleur, la suivant partout, s'accommodant à tous ses caprices, en triomphant à peu près constamment, quel que soient son siége et son intensité; mais je préfère me borner à l'exposé simple des faits et les laisser parler d'eux-mêmes.

Cependant, parmi les autres méthodes de traitement, il en est deux sur lesquelles je vais m'arrêter quelques instans, parce qu'elles reposent sur la physiologie et que leur mode d'action peut être aujourd'hui beaucoup mieux apprécié; je veux parler de l'emploi de la morphine par la méthode endermique et de la section des nerfs affectés de névralgie.

EMPLOI DE LA MORPHINE PAR LA MÉTHODE ENDERMIQUE.

Quand on dépose de la morphine sur la peau, dépouillée de son épiderme, cette substance s'imbibe à travers le chorion; une partie arrive ainsi aux fibrilles nerveuses sous-jacentes, tandis que l'autre partie passe dans la circulation, emportée par les courans sanguins. Quelquefois alors la douleur de la névralgie se calme. On peut se demander si, dans ce cas, la morphine agit directement sur le nerf malade, ou bien si son influence est toute secondaire, et s'exerce d'abord sur le système nerveux central, pour réagir ensuite sur la névralgie. M. Magendie a résolu ce problème par l'expérience suivante :

Il a mis à nu, sur un animal vivant, les deux cinquièmes paires dans le crâne. Après s'être assuré que la sensibilité des deux nerfs était la même, il a déposé sur un seul nerf une goutte d'une solution saturée d'acétate de morphine. Quelques minutes après, ayant exploré de nouveau la sensibilité des deux cinquièmes paires, il a trouvé cette sensibilité obtuse du côté où la morphine avait été appliquée; elle restait, au contraire, parfaitement intacte dans l'autre nerf. Ici donc l'action de la morphine avait été toute locale, car, si elle se fût transmise par l'intermédiaire du cerveau, les deux nerfs auraient dû être influencés simultanément et au même degré.

De cette expérience découlent d'importantes considérations. Ainsi on n'ira pas appliquer la morphine sur les points où la peau est séparée du nerf par une grande épaisseur de parties molles, sans quoi cette substance serait emportée par la circulation avant d'être arrivée au nerf douloureux.

Dans les endroits même les plus favorables pour l'imbibition de la morphine, l'emploi de la méthode endermique ne laisse pas que d'offrir parfois des inconvéniens. En effet, il faut plusieurs heures avant que le vésicatoire ait soulevé l'épiderme et que la morphine se soit imbibée; ce sont donc de nouvelles souffrances jointes à celles de la névralgie et qui dans quelques cas les exaspèrent.

Et puis si la douleur change de place et se fixe ailleurs, il faudra recourir à un second vésicatoire, peut-être même à un troisième, avant d'être dans les conditions voulues pour que le médicament agisse. Ajoutez à cela que les malades, surtout les femmes, ont une extrême répugnance pour de semblables applications.

Malgré ces inconvéniens, j'ai vu plusieurs fois la morphine être employée avec avantage dans certaines névralgies de la face, ainsi que le prouvent les deux observations suivantes :

Obs. XII. — Le nommé Ober, sergent-de-ville, entre à l'hôpital de la Charité le 1er janvier 1840, dans le service de M. Andral. Il se plaint de douleurs extrêmement vives dans le sourcil, le front et la tempe du côté gauche. Ces douleurs reviennent par accès, dont voici les principaux caractères :

Vers cinq heures du matin des élancemens aigus, accompagnés de battemens très pénibles, se manifestent subitement au niveau du trou sourcilier, et de là se répandent dans toutes les divisions du nerf. Le malade est alors dans une affreuse anxiété. Il se précipite de son lit et marche à grands pas, comme s'il voulait se fuir lui-même. La crise dure deux heures; puis tout à coup elle se calme, et en même temps survient une transpiration abondante. Le reste de la journée se passe assez bien; mais le lendemain à la même heure éclate une nouvelle crise, aussi violente que celle de la veille.

Il y a plus de quinze jours que le malade souffre. Il avait déjà eu en 1819 une première atteinte de la même névralgie qui avait duré six semaines.

M. Andral, après s'être assuré que les accès avaient réellement le caractère que leur assignait Ober, prescrivit l'emploi de la morphine par la méthode endermique.

Le 3 janvier, un vésicatoire est appliqué au-dessus du sourcil, dans la direction du nerf frontal. Le soir, à huit heures, je saupoudre sa surface avec 2 centigrammes d'acétate de morphine.

La douleur revient le lendemain à la même heure que d'ordinaire, mais moins vive. Le malade peut rester dans son lit, ce qui ne lui était pas arrivé depuis trois semaines. (Même pansement avec la morphine.)

Le 5, la douleur est encore revenue, mais elle ne ressemble plus à ce qu'elle était ; seulement elle est toujours suivie de sueurs copieuses. (Rien de changé au pansement.)

Le 6 et le 7, on continue de saupoudrer avec le même sel d'opium la surface du vésicatoire qui offre encore les conditions physiques de l'absorption. La douleur a fini par disparaître. Toutefois le malade continue à ressentir, vers cinq heures du matin, quelques fourmillemens accompagnés de sueurs, dans les divisions du nerf sus-orbitaire. M. Andral prescrit alors le sulfate de quinine (6 décigr. en deux doses). Dès le lendemain, les sueurs ni les fourmillemens ne se sont point reproduits, et tout sentiment de la névralgie a cessé.

Ober quitte l'hôpital parfaitement guéri, onze jours après son admission.

Cette observation m'a paru mériter d'être citée, parce qu'elle prouve l'action de la morphine dans les cas où cette substance est placée au contact du nerf. Elle est remarquable aussi en ce qu'elle constate l'influence des préparations de quinquina, quand la névralgie revient sous forme intermittente.

Obs. XIII.—Le malade qui fait l'objet de cette observation est le nommé Beudet, sergent-de-ville, le même qui fut blessé sur les boulevarts, le 4 décembre 1839, par un coup de feu que lui tira à bout portant un jeune homme, et dont les journaux ont beaucoup parlé dans ce temps. Je rappelle cette circonstance parce qu'elle se rattache à la névralgie dont il était atteint quand il fut placé dans nos salles à la Charité. Voici, en effet, ce qu'il nous raconta :

Peu de jours après sa blessure (il avait reçu dans le bras droit toute une charge de plomb), il fut pris de douleurs lancinantes dans le front et le sourcil du côté droit. Les douleurs paraissaient sortir du trou sus-orbitaire. Depuis cette époque, il était constamment sujet à des crises de névralgie qui offraient, au moment de l'admission du malade à l'hôpital, le 4 avril 1840, le caractère suivant :

Elancemens aigus, rapides comme l'éclair, revenant toutes les deux ou trois minutes, dans le sourcil et le front du côté droit. En même temps la peau de ces parties se fronce ; les paupières se ferment, tandis que leur commissure est très fortement tiraillée en dehors par de petites contractions fibrillaires. Chaque accès dure plusieurs secondes. Si le malade parle au moment où l'accès se montre, il est obligé de s'arrêter ; puis il achève sa phrase quand la douleur cesse, pour s'arrêter de nouveau quand celle-ci reparaît.

M. Andral prescrivit, comme dans le cas précédent, un vésicatoire au niveau du trou sus-orbitaire. On pansa de même avec l'acétate de morphine.

Au bout de peu de jours, la maladie fut heureusement modifiée, et le malade sortit guéri de l'hôpital.

Je ferai remarquer que dans cette observation, comme dans la précédente, c'est le nerf sus-orbitaire qui a été affecté. La position superficielle de ce nerf explique très bien la facilité avec laquelle la morphine s'est imbibée jusqu'à ses divisions, et a diminué, par son action toute locale, leur sensibilité exaltée.

SECTION DES NERFS AFFECTÉS DE NÉVRALGIE.

Quand la névralgie a résisté à toute espèce de traitement, et que le malade ne recule devant aucun sacrifice douloureux pour s'en débarrasser, on a quelquefois recours à la section du nerf. Je vais essayer d'apprécier dans quelles circonstances cette opération est rationnelle et offre quelques chances de succès.

Parlons d'abord du nerf facial. J'établis en fait qu'il n'est aucun cas où les névralgies du nerf facial doivent être combattues par la section de ce nerf *dans la portion comprise entre sa sortie du trou stylo-mastoïdien et son anastomose avec la branche auriculo-temporale de la cinquième paire*. Voici sur quoi repose mon opinion : M. Magendie a prouvé par des expériences récentes, consignées dans ses leçons sur le système nerveux (1), qu'en coupant la septième paire en cet endroit, on ne change rien à la sensibilité de ses branches, parce que celles-ci ne reçoivent point leur sensibilité du tronc dont elles émanent, mais bien de l'anastomose avec la cinquième paire : on s'assure en pinçant la portion de la septième paire qui répond à la face, que, malgré la section de ce nerf, la sensibilité reste la même. Pour s'attaquer à celle-ci, il faut, ainsi que je l'ai vu faire plusieurs fois par M. Magendie, inciser l'anastomose ou le tronc même de la cinquième paire. Alors seulement toute sensibilité du nerf facial disparaît. Ainsi, de ce que dans un cas de névralgie on aura empêché les branches du nerf facial de communiquer avec le système nerveux central, ces branches n'en resteront pas moins sensibles qu'auparavant, et par conséquent la névralgie persistera.

J'arrive maintenant à une autre question : Peut-on combattre les névralgies de la septième paire par la section de ce nerf *audelà de l'anastomose avec le rameau auriculo-temporal*, c'est-à-dire *dans la portion comprise entre l'endroit où cette anastomose a lieu et la terminaison du nerf facial*? Ici, je n'hésite pas à résoudre la question par l'affirmative. Coupez sur l'animal la septième paire en ce point, les branches comprises dans cette section deviennent insensibles. En effet, du moment que ces branches ne communiquent plus avec l'anastomose, elles ne reçoivent plus leur sensibilité. Sans doute, celle-ci pourrait ne pas être entièrement abolie chez l'homme, car la septième paire est en rapport avec la cinquième par d'autres filets d'association ; mais ces filets sont d'une bien moindre importance.

Je crois avoir le premier établi cette distinction toute physiologique entre les diverses portions de la septième paire, relativement à la section des branches de ce nerf dans le traitement des névralgies. Elle explique très bien comment M. le professeur Roux et d'autres chirurgiens ont vu cette section être suivie de succès. En effet, la situation profonde, derrière la mâchoire, de l'anastomose avec le rameau auriculo-temporal empêche qu'on ne coupe la septième paire avant cette anastomose. C'est ordinairement à leur sortie de la glande parotide qu'on fait la section des

(1) Op. cit.

branches de ce nerf : or nous venons de dire qu'on peut dans cet endroit s'attaquer directement à leur sensibilité.

Je n'ai point parlé du filet Vidien. Ce filet semble avoir pour usage de donner de la sensibilité au tronc du facial, lequel, insensible à son origine au bulbe rachidien, paraît être sensible dans le canal spiroïde, après sa jonction avec ce filet. Dans les névralgies du filet Vidien ou de la corde du tympan, (car il est probable que c'est l'un de ces nerfs qui est affecté dans les cas de douleurs profondes et lancinantes au fond de l'oreille), j'ai vu la douleur céder de suite à l'électricité administrée au moyen de deux aiguilles, dont l'une avait été implantée dans la membrane du tympan, et l'autre au trou sous-arbitraire ou dans la langue.

Je terminerai ce qui a rapport à la section de la septième paire, en disant qu'une pareille opération aurait toujours le grave inconvénient d'entraîner la paralysie du mouvement dans les muscles où la branche coupée va se distribuer.

Un mot maintenant sur la section des branches de la cinquième paire, comme traitement extrême de la névralgie. Les mêmes motifs d'empêchement que je viens de signaler à propos de la septième paire n'existent pas pour la cinquième, puisque ce dernier nerf reçoit directementsa sensibilité du systèmc nerveux central. Aussi cette opération compte-t-elle d'assez nombreux succès. Je ferai cependant remarquer que quelquefois elle échoue, ou même aggrave les souffrances; que, quand elle réussit dans le moment, la névralgie peut revenir plus tard dans les mêmes points : que la douleur, à cause de son extrême mobilité, peut abandonner la branche coupée pour se porter sur d'autres branches, et par suite nécessiter de nouvelles opérations. Enfin il serait à craindre que, par suite de la section des branches principales de la cinquième paire, la sensibilité et la nutrition ne subissent de graves altérations vers la face et spécialement les organes des sens. Ainsi, tout en admettant que cette opération peut et doit dans quelques cas être pratiquée, je pense qu'il ne faut y recourir qu'avec beaucoup de discrétion, et quand tous les autres moyens ont échoué.

L'excision d'une portion du nerf malade est bien préférable à une simple incision. Par ce moyen on a moins de chances de voir la névralgie se reproduire : cependant, malgré cette précaution, les cas de récidive ont été fréquemment observés. Ces cas, bien qu'offrant peu de chances favorables, peuvent encore pourtant être traités avec succès par l'électricité, ainsi que j'en ai vu et recuilli quelques exemples.

CHAPITRE SECOND.

NÉVRALGIES SCIATIQUES.

Le grand nerf sciatique est très fréquemment atteint de névralgies. Le diagnostic de ces affections présente rarement de la difficulté ; car il suffit de se rappeler le trajet du nerf et de ses divisions. Ainsi, la douleur commence au niveau du plexus sacré, ou des dernières vertèbres lombaires, sort par l'échancrure sciatique, se porte verticalement en bas, entre le grand trochanter et la tubérosité de l'ischion, puis arrive au creux poplité. Elle peut s'arrêter là. Le plus souvent, cependant, la douleur s'étend au nerf sciatique poplité externe, et se distribue avec les divisions de ce nerf à la région antérieure de la jambe et à la partie dorsale du pied. Il est rare que les deux branches de bifurcation du grand nerf sciatique soient simultanément affectées. Presque toujours, la douleur est bornée à la branche externe. On reconnaît que la branche interne est entreprise aux élancemens qui se font sentir dans le mollet, le côté interne du tendon d'Achille et la surface plantaire.

Quelquefois le tronc du nerf n'est point douloureux, et cependant plusieurs de ses divisions sont affectées. Ainsi, la douleur commencera à la tête du péroné et se répandra dans toutes les branches du poplitéexterne. J'ai vu même des cas où quelques filets de ce dernier nerf étaient seuls le siége de la névralgie. D'autres fois, les deux branches de bifurcation, l'interne et l'externe, sont respectées, et il n'y a de malade qu'une fraction du tronc du nerf sciatique. En deçà et au-delà, aucune apparence de douleur.

Ce que j'ai dit des névralgies en général, au commencement de ce travail, s'applique également aux névralgies sciatiques. Cependant, celles-ci diffèrent par plusieurs caractères particuliers, qu'il importe de mentionner, puisqu'ils influent sur la marche de la maladie et les résultats du traitement.

Dans la névralgie sciatique, les douleurs sont continues. Elles offrent bien, vers le soir, des phénomènes d'exacerbation, mais ce ne sont plus ces intermittences dans la disparition et le retour des accès, telles qu'on les observe dans les névralgies de la face.

La pression exercée sur le nerf sciatique accroît presque constamment la douleur. Dans les névralgies de la face, au contraire, il n'est pas rare qu'elle soulage.

Pour peu que la névralgie sciatique acquière une certaine intensité, le pouls se développe et la fièvre s'allume. Souvent alors la saignée est indiquée. On n'observe point ordinairement de troubles semblables vers la circulation dans les névralgies de la face, excepté peut-être quand les crises deviennent très violentes ; mais, la crise passée, le mouvement fébrile disparaît.

Nous avons vu que les névralgies de la face s'accompagnent fréquemment de contractions convulsives et spontanées des muscles. Ces contractions ont plutôt un caractère permanent dans la névralgie sciatique. Ainsi, la cuisse restera fléchie sur le bassin et la jambe sur la cuisse, sans que le malade puisse faire exécuter à ces parties les moindres mouvemens.

J'ai indiqué, en traitant des névralgies de la face, quels sont les principaux phénomènes morbides qu'elles entraînent dans les parties où elles siégent. Nous retrouverons également à la suite des névralgies sciatiques de nombreux désordres.

En première ligne est la claudication. La position du nerf sciatique et de ses divisions au milieu des muscles qui servent à la marche explique très bien comment la moindre contraction de ces muscles expose le nerf à des tiraillemens douloureux. On voit assez souvent la claudication persister, lors même que la névralgie a cessé entièrement. C'est qu'il y a dans ce cas paralysie des muscles. En effet, les malades se plaignent d'un sentiment de faiblesse dans les endroits où siégeait la névralgie, faiblesse qui dure quelquefois toute la vie, sans que rien puisse la dissiper. Il n'est pas rare non plus que ces mêmes muscles, qui ont perdu de leur énergie contractile, s'atrophient, ce qui entraîne l'amaigrissement général du membre. Si, dans ce cas, on mesure la longueur des deux membres, il peut arriver qu'on constate un léger raccourcissement du côté où existait la névralgie.

Une remarque que j'ai eu nombre de fois l'occasion de faire dans les névralgies sciatiques, c'est que la sensibilité des parties molles diminue en même temps que celle du nerf augmente. Ainsi, la peau de la cuisse et de la jambe sent moins vivement quand on la pince : au contraire, pour peu qu'on appuie sur le trajet du nerf, la douleur devient extrême. On dirait que c'est aux dépens de la sensibilité générale du membre que la sensibilité du nerf s'accroît dans les points où s'est fixée la névralgie.

Cette paralysie du sentiment persiste souvent aussi après que toute trace de douleur a disparu.

J'insiste spécialement sur ces lésions du sentiment et du mouvement, parce qu'elles éprouvent de très heureuses modifications par l'emploi de l'électricité. Ainsi, j'ai vu des membres, depuis longtemps paralysés par l'effet des névralgies sciatiques, recouvrer, en totalité ou en partie, leurs facultés contractiles et sensitives.

J'arrive maintenant à l'action immédiate que l'électricité exerce sur la douleur de la névralgie sciatique. Ensuite, j'indiquerai quels sont ses effets ultérieurs sur la guérison plus ou moins complète de la névralgie.

Aussitôt que les aiguilles ont été implantées aux deux extrémités du nerf douloureux, et que la secousse galvanique s'est fait sentir, la douleur n'existe plus, ou plutôt elle a été remplacée par un sentiment général d'engourdissement du membre. Le malade ne souffre pas, et pourtant il ne peut dire encore qu'il soit guéri. Il lui faut quelques instans avant de pouvoir analyser exactement ses sensations. Au bout d'une ou deux minutes, lorsque le membre est en quelque sorte revenu de sa stupeur, le malade sait à quoi s'en tenir sur sa névralgie. Il peut se faire alors que celle-ci ne soit pas revenue : dans ce cas, on retire les aiguilles. Si, au contraire, la douleur s'est montrée de nouveau, on laisse les aiguilles en place, et on donne une nouvelle secousse galvanique. Il faut répéter ces secousses jusqu'à ce que la douleur soit entièrement dissipée.

On ne parvient pas toujours à chasser ainsi les névralgies sciatiques. J'en ai vu de tellement opiniâtres qu'on était obligé, après plusieurs tentatives infructueuses, de les abandonner à elles-mêmes. D'autres fois, la douleur disparaît tout d'abord, et ne se reproduit qu'au bout de plusieurs heures. D'autres fois enfin, et les observations suivantes en font foi, la guérison est complète, et le nerf n'éprouve plus aucune modification dans sa sensibilité.

Dans les cas même où l'électricité échoue contre la névralgie, elle peut être de quelque utilité au moment des crises, en engourdissant momentanément le nerf qui en est le siége.

Les malades souffrent ordinairement de leur névralgie beaucoup plus le soir que le matin et dans la journée. Aussi est-ce vers le soir qu'il convient surtout d'agir. En général, il faut choisir l'instant où les douleurs sont les plus vives. Si on galvanise le nerf alors que la névralgie se fait peu sentir, on s'expose à réveiller une crise immédiate.

Quand la névralgie s'accompagne de beaucoup de fièvre, que la peau est brûlante, il est prudent de débuter par une ou plusieurs émissions sanguines. Ce n'est qu'après que les phénomènes fébriles sont calmés qu'on doit recourir à l'électricité.

En règle générale, la névralgie sciatique cédera d'autant mieux à ce mode de traitement, qu'elle sera exempte de toutes complications, et réduite, pour ainsi dire, à la douleur seule. C'est donc à combattre les complications qu'il faut s'attacher d'abord : viendra ensuite l'emploi de l'électricité.

Obs. XIV.—Un commissionnaire, âgé de 37 ans, robuste, accoutumé aux travaux fatigans, entre à l'Hôtel-Dieu le 17 mars 1839, et est placé, salle Ste-Jeanne, dans le service de M. Récamier, dont j'étais interne. A la visite du soir, je constate l'état suivant.

Fièvre intense. La peau est chaude, le pouls plein, la face très rouge. Le malade accuse une douleur considérable sur le trajet du nerf sciatique droit, douleur qui s'étend depuis les dernières vertèbres lombaires jusqu'à la pointe du pied. C'est au niveau de la tête du péroné qu'elle se fait le plus vivement sentir. Le moindre mouvement, la moindre pression l'exaspèrent. Il y a trois jours que le malade est alité; il n'a rien fait encore pour se traiter. C'est la première fois qu'il éprouve des douleurs semblables, et il ne sait à quelle cause rattacher leur développement.

Je pratique à l'instant une saignée de quatre palettes. (Limonade légère pour boisson.)

Le lendemain, M. Récamier trouve le malade à peu près sans fièvre. La nuit avait été passable, bien que sans sommeil. Mais la douleur de la névralgie reste la même. (40 sangsues sur le trajet du nerf; même tisane; cataplasmes laudanisés.)

Le 19, les sangsues saignent encore; le malade se sent un peu faible. Du reste, pas de changement sensible dans les douleurs, qui sont surtout aiguës dans l'intérieur du bassin, vers l'échancrure sciatique, le long de la cuisse et à la tête du péroné. (Potion diacodée; tisane de mauve; mêmes cataplasmes.)

Le soir du même jour, je revois le malade. Je le trouve à genoux dans son lit, les coudes appuyés sur le traversin, et la tête soutenue par ses mains, de manière que la partie postérieure du tronc, courbée en voûte, soulevait les couvertures. Il me dit avoir été pris, vers trois heures d'après midi, d'une rage de douleur épouvantable. Ce n'est qu'après beaucoup de tentatives qu'il a trouvé cette position, où il souffre un peu moins. Il demande avec instance quelque soulagement, car ses forces sont épuisées.

Quel traitement employer dans un cas aussi pressant? Je ne vois que l'électricité. J'enfonce à l'instant une aiguille sur le côté droit de la première vertèbre lombaire, dans l'épaisseur des parties molles, et une seconde aiguille dans l'endroit où le nerf sciatique poplité externe contourne la tête du péroné. Les aiguilles ainsi placées, et le malade conservant la même attitude, je fais agir la pile galvanique, d'abord six, puis dix, puis quinze couples. En peu de minutes, le malade a pu se coucher à plat ventre sur son lit. Il dit que la douleur est maintenant très supportable. Encouragé par ce premier succès, je continue à galvaniser le nerf. Cinq minutes s'écoulent encore, puis la névralgie disparait. Je retire les aiguilles. Alors le malade s'assied sur son lit, fait exécuter à la cuisse et à la jambe des mouvemens étendus sans souffrir, se lève et marche quelques pas. Il se sentait tellement dispos, que, si je ne m'y fusse opposé, il serait resté debout quelques instans.

Le 20, à la visite de M. Récamier, le malade est dans un état très satisfaisant. Il nous dit avoir dormi toute la nuit d'un sommeil tranquille, ce qui ne lui était pas arrivé depuis plus de cinq jours.

Le soir, le malade est moins bien. Quelques élancemens dans le nerf sciatique lui faisaient craindre le retour d'une crise pareille à celle de la veille. Il me demande avec instances de lui faire une seconde application des aiguilles. J'y consens volontiers. Quelques secousses électriques suffisent pour chasser la douleur et dissiper les alarmes du malade.

La névralgie n'est point revenue les jours suivans, et, le 25 mars, le malade quitte l'hôpital, sans éprouver autre chose qu'un peu de faiblesse dans le membre.

Obs. XV. — M. M., caissier d'une des principales maisons de banque de Paris, éprouva, en 1831, une névralgie très violente du nerf sciatique droit, et, en 1835, une seconde atteinte de névralgie du nerf sciatique gauche. Ces affections furent combattues par les sangsues, les bains, les frictions avec des pommades opiacées et plusieurs vésicatoires saupoudrés de morphine. Elles durèrent, la première six semaines, la seconde deux mois et demi.

Dans les premiers jours d'octobre 1837, M. M. commença de nouveau à ressentir des douleurs vagues, sourdes, accompagnées de fourmillemens dans le trajet du nerf sciatique gauche. Ces douleurs augmentèrent au point de forcer le malade à garder le lit. Elles devinrent bientôt intolérables. Une abondante saignée fnt pratiquée, et, à plusieurs reprises, on appliqua le long du trajet du nerf sciatique des vésicatoires qui furent pansés avec la morphine. On eut recours ensuite aux sangsues, aux linimens, aux purgatifs huileux et salins. Cependant la névralgie durait depuis près de trois mois, sans qu'il y eût aucune amélioration.

Je suis appelé près du malade le 20 janvier 1838, et je le trouve dans l'état suivant : décubitus sur le côté droit, la jambe gauche légèrement fléchie sur la cuisse, et celle-ci sur le bassin. C'est la seule position qui soit un peu supportable. La douleur s'étend depuis les vertèbres lombaires jusqu'à l'extrémité des orteils. Elle est extrêmement aiguë, surtout à la cuisse. Le malade la compare à la sensation que produirait une lame de couteau qu'on enfoncerait dans les chairs. Du reste, point de rougeur à la peau. Ce ne sont pas seulement les mouvemens qui augmentent la douleur ; la pression du doigt ou le simple poids des couvertures suffit pour déterminer une sorte de convulsion de tout le membre.

Ce qui effrayait le plus le malade, et dut par conséquent appeler spécialement mon attention, c'était le gonflement considérable qui existait au niveau de l'articulation coxo-fémorale, gonflement tel, qu'un chirurgien avait cru reconnaître une luxation spontanée du fémur. Quand le malade essayait de se mettre debout, ses pieds ne reposaient pas également sur le sol, et il était évident que le membre gauche était plus court que le droit de près de 5 centimètres. Il n'y avait cependant aucune rotation forcée du membre. Je fis coucher le malade sur le dos. En mesurant comparativement la longueur des deux membres inférieurs, il me fut aisé de reconnaître que l'excès de longueur tenait à ce que la hanche gauche était bien plus élevée que la droite par l'effet de la contraction des muscles, car, au moyen de tractions ménagées, je parvins à rendre momentanément au membre sa longueur normale.

Il n'y avait donc là qu'une névralgie sciatique compliquée de rétraction musculaire. Je ne voulus point revenir à l'emploi de moyens déjà inutilement essayés, et, après avoir tenté sans succès quelques bains de vapeurs, je résolus de recourir à l'électricité. Le malade était dans de bonnes conditions. Le gonflement de la hanche avait un peu diminué depuis les bains. Je crus pouvoir attaquer directement la douleur.

Une aiguille fut placée par moi à la tête du péroné; une autre à l'endroit où le nerf passe entre le grand trochanter et la tubérosité sciatique; puis je mis la pile en jeu. Je commençai par cinq couples, et les portai successivement jusqu'à neuf. Au bout de dix minutes, la douleur était chassée. Le malade descend de son lit, fait plusieurs pas dans sa chambre, s'assied, se lève sans l'aide de personne, et dit ne presque plus souffrir. Seulement, il boite légèrement.

Le lendemain, quelques douleurs sont revenues. Nouvelle application de l'électricité, qui est suivie de la disparition immédiate de la névralgie.

Il faut encore, pendant quelques jours, recourir au même traitement. Dès la huitième séance, le malade se trouve assez bien pour aller faire un tour de promenade en voiture.

Cependant, la douleur reparaissait toujours dans l'intervalle d'une séance à l'autre. Elle était peu vive, mais assez toutefois pour déterminer un pee claud-dication. Ce n'est qu'à la douzième séance que la névralgie se dissipa entièrement.

M. M. reprit ses occupations, et en quelques semaines il avait recouvré toute la vigueur et toute l'agilité du membre si longtemps douloureux. Sa santé fut bonne jusque vers le milieu du mois de juillet de la même année, époque où il commença à ressentir des douleurs dans le nerf sciatique gauche. Bientôt ces douleurs eurent acquis toute l'intensité de la dernière névralgie. Cette fois j'eus recours d'emblée à l'électricité, et au bout de quelques jours M. M. fut parfaitement guéri.

Obs. XVI. — Cécile Colbert, âgée de 19 ans, domestique, entre à l'hôpital de la Charité, le 20 janvier 1840, et est placée dans le service de M. Andral. Elle nous dit éprouver depuis trois mois une douleur très vive dans toute la partie externe et antérieure de la jambe droite, et jusque sur la face dorsale du pied. Cette douleur est survenue à la suite d'un refroidissement. Elle offrait cela de particulier, que tous les jours, vers quatre heures de l'après-midi, elle devenait très vive et durait ainsi toute la nuit; le matin elle se dissipait en partie pour revenir de nouveau le soir, à la même heure, avec les mêmes caractères.

Nul doute que nous n'eussions affaire ici à une névralgie des principales divisions du nerf sciatique poplité externe. Pendant les premiers jours nous nous abstenons de tout traitement, afin de voir si la douleur continuera à reparaître avec sa forme régulière. Effectivement elle revient tous les jours, vers quatre heures, et ne se dissipe que le lendemain. M. Andral m'autorise à employer l'electricité sur cete malade.

Le 24 janvier, dans la soirée, au moment où la douleur était la plus intense, j'enfonce deux aiguilles, l'une à la tête du péroné, l'autre au voisinage de la malléole externe. Je mets les conducteurs de la pile en contact avec les aiguilles. Dès la première secousse électrique la douleur est chassée, et elle ne reparaît pas de toute la nuit.

Le 25, la douleur n'est point encore revenue au moment de ma visite du soir. Ce n'est que vers huit heures qu'elle s'est montrée, par conséquent quatre heures après le moment ordinaire de son apparition.

Le 26, au matin, comme la douleur persiste encore, je fais une seconde application de l'électricité. Même résultat que la première fois. Une seule secousse suffit pour chasser la douleur. Celle-ci revient le soir, mais seulement à dix heures.

Le 27, la malade souffre à peine. La nuit avait été très calme. Je crois inutile d'appliquer l'électricité.

Le 28, souffrances assez vives le matin. Je place les aiguilles dans les mêmes endroits que précédemment, et je fais agir la pile. La douleur cesse à l'instant sous l'influence d'une seule commotion électrique. Elle ne revient que vers minuit.

Enfin, après plusieurs alternatives de disparition et de retour de la névralgie, celle-ci a fini par se dissiper entièrement. Et, phénomène singulier! dans les sept à huit séances galvaniques qui ont été nécessaires, la douleur a toujours disparu par l'effet d'une seule secousse galvanique. Elle revenait plus tard, il est vrai; mais c'était autant de temps de gagné sur la névralgie, qui a enfin cédé sans laisser après elle aucune faiblesse dans le membre, ni aucune difficulté dans les mouvemens.

Obs. XVII. —Lefébure (Alphonse), âgé de 33 ans, peintre en bâtiment, fut pris dans le courant du mois d'octobre 1839 d'une douleur très vive dans le trajet du nerf sciatique gauche. Cette douleur fut combattue par des sangsues, des ventouses et des vésicatoires; elle disparut au bout de six semaines. Peu de temps après, la névralgie revint avec les mêmes caractères dans le nerf sciatique droit. C'est alors que le malade se décida à entrer à l'hôpital de la Charité, où il fut placé dans le service de M. Andral.

Examen du malade, le 11 janvier 1840, jour de son admission : Elancemens très douloureux dans la hanche, la cuisse et la jambe du côté droit. Le malade indique parfaitement avec son doigt la direction du nerf sciatique et de la branche externe de sa bifurcation. Insomnie absolue depuis près de huit jours. Pâleur et amaigrissement. La chaleur du lit exaspère la névralgie qui revient souvent sous forme de crises, pendant lesquelles l'état du malade est des plus pénibles. On a déjà essayé en ville des sangsues, des cataplasmes laudanisés et des vésicatoires : tout a été inutile. C'est là une de ces névralgies, comme on en rencontre tant, qui sont rebelles à tous les traitemens les plus rationnels.

M. Andral veut bien me confier le traitement de ce malade. Afin qu'il n'y ait aucun doute sur l'influence des moyens que je dois employer, j'attends le développement d'une crise de la névralgie. Celle-ci ne tarde pas longtemps, car le 23 janvier, à ma visite du soir, je trouve le malade en proie à d'horribles souffrances et à un violent désespoir. Il se lamentait, répétant que s'il avait un pistolet il se tuerait. Je veux examiner le siége de la douleur; mais il me faut les plus grandes précautions, car le moindre contact du doigt fait tressaillir tout le membre. C'est surtout à la partie moyenne de la cuisse et vers la tête du péroné que la névralgie sévit avec le plus d'intensité.

Je juge le moment opportun de recourir à l'électricité. Le malade a beaucoup de peine à se placer convenablement dans son lit; il faut qu'on lui aide, tant il redoute de faire le moindre effort.

Comme tout le nerf est douloureux, j'implante une aiguille près de l'apophyse épineuse de la deuxième vertèbre lombaire. Une seconde aiguille est placée à l'extrémité dorsale du pied. Je me sers de huit, dix, quinze couples de la pile. Au bout de cinq minutes les mouvemens sont redevenus libres et peu douloureux. Le malade se tourne en tous sens; il n'ose croire à un si heureux changement; cependant au moment où j'allais retirer les aiguilles, quelques élancemens reparaissent vers le creux poplité. Nouvelle application de l'électricité. La douleur se dissipe et ne revient pas.

La nuit se passe fort tranquille, et le malade dort d'un sommeil paisible.

Le lendemain, M. Andral ne trouve plus à sa visite aucun vestige de la névralgie.

La guérison s'est parfaitement soutenue. Nous laissâmes quelques jours encore le malade dans la salle, afin qu'avec le repos sa santé générale lui permît de reprendre les habitudes de sa profession.

Obs. XVIII. —Eugénie Morel, âgée de 36 ans, ouvrière, habituellement bien portante, d'un tempérament lymphatique, fut prise, vers le milieu du mois de juillet 1839, de douleurs très vives dans les reins, douleurs qui plongeaient dans le bassin, et se propageaient vers les membres inférieurs. Elle n'était point tombée, n'avait point reçu de coups, et ne savait à quelle cause rapporter l'origine de ses souffrances. Cette malade entre à l'hôpital, le 25 novembre 1839, dans le service de M. Récamier.

Nous crûmes d'abord à une affection rhumatismale. Des vésicatoires et des ventouses furent promenés sur le rachis sans aucun soulagement. Comme il y avait eu des dérangemens dans la menstruation, et un écoulement par la vulve de nature suspecte, M. Récamier prescrivit un traitement anti-syphilitique. Il ne survint aucun changement sous l'influence de ce traitement. La malade accusait toujours des douleurs vives dans les reins, la cavité pelvienne et toute la longueur des membres inférieurs. Parfois ces douleurs étaient remplacées par un simple fourmillement, ou bien au contraire elles s'exaspéraient et étaient caractérisées alors par des élancemens extrêmement aigus.

Le siége de la douleur et son extrême mobilité ne pouvaient-elles pas s'expliquer par l'existence d'une névralgie occupant le faisceau nerveux appelé queue de cheval et s'irradiant de là dans les deux nerfs sciatiques? L'absence de toute déformation de la colonne vertébrable éloignait l'idée d'une compression mécanique de la moelle. Nous voulûmes essayer de l'électricité.

Je disposai les aiguilles comme dans les cas de sciatique simple. L'une fut placée au niveau des vertèbres des lombes du côté droit; l'autre, à l'extrémité du pied du même côté; puis je fis agir la pile. La douleur fut immédiatement chassée du membre droit. Elle resta limitée au membre gauche. Même expérience sur ce membre et même résultat, tellement qu'en moins d'un quart d'heure la malade ne souffrait plus.

C'est le 25 décembre que je fis cette première application. Le lendemain, la malade se leva, ce qu'elle n'avait pu faire depuis plusieurs semaines. Comme la douleur était un peu revenue, nous crûmes convenable de recourir une seconde fois à l'électricité. Après cette seconde séance, la névralgie (car c'en était évidemment une) ne reparut plus, et la malade, très bien guérie, quitta l'hôpital dans les premiers jours de janvier.

Ce cas est le seul où j'aie vu les membres inférieurs affectés simultanément et au même degré de névralgie. Ce qui a rendu ici le diagnostic difficile, c'est que la douleur ne siégeait pas seulement dans les nerfs sciatiques. Les autres nerfs des membres inférieurs ont été également entrepris, et cela se comprend, puisque la névralgie avait son point de départ dans la moelle elle-même. En pareille circonstance, l'erreur est aisée, et il est probable qu'on aura souvent pris pour une maladie organique de la moelle ce qui n'était qu'une simple névralgie.

— Ces observations, dont il me serait facile de citer un beaucoup plus grand nombre, établissent l'efficacité toute puissante de l'électricité dans certains cas de névralgies sciatiques. Non pas, je le répète, que ce moyen réussisse aussi constamment que pour les névralgies de la face : ainsi, dans le service de M. Andral, où nous l'avons employé, nous avons eu plusieurs insuccès. Je dis seulement que dans beaucoup d'occasions j'ai eu à m'applaudir de son emploi. J'ajouterai enfin que dans les cas même où la névralgie ne cède pas, on parvient presque toujours à diminuer l'intensité des accès et à en éloigner le retour.

Quant aux autres méthodes de traitement des névralgies sciatiques, je n'ai rien de particulier à en dire, car mes recherches ont eu seulement pour but d'établir quel parti on peut tirer de l'électricité contre ces névralgies.

Je devrais donc, d'après le cadre que je me suis moi-même tracé, clore ici mon travail. Cependant, je ne puis résister au désir de publier une observation que je crois unique dans les annales de la science, et qui, à ce titre, me parait mériter une mention spéciale.

CONTRACTION FORCÉE ET PERMANENTE DES DOIGTS, SUITE D'UNE SAIGNÉE DU BRAS; TRAITEMENT PAR L'ÉLECTRICITÉ; GUÉRISON.

OBS. XIX. — La nommée Clarice Leclerc, domestique, âgée de 19 ans, d'un tempérament lymphatique, jouissant habituellement d'une bonne santé, entre à l'Hôtel-Dieu le 5 juin 1838, pour une brûlure qu'elle s'était faite à la jambe avec de l'huile bouillante. Elle est placée dans le service de M. Breschet, dont j'étais alors interne. La brûlure n'offrait rien de grave. Aussi, je me contenterai de dire, sans plus de détails, qu'au bout d'un mois la plaie était complètement cicatrisée. Seulement, comme il existait un peu de fièvre au moment de l'admission de la malade, M. Breschet prescrivit une saignée du bras. C'est sur cette saignée et les accidens qui l'ont accompagnée et suivie que je dois maintenant insister.

La saignée fut faite par un des externes du service. Celui-ci piqua la veine médiane céphalique du bras gauche, dans le lieu d'élection, c'est-à-dire en dehors du tendon du biceps, à deux centimètres environ au-dessus de l'angle formé par les deux médianes; mais n'ayant pas obtenu de sang, il introduisit une seconde fois la lancette dans la plaie. Du sang s'échappa; en même temps, la malade accusa un engourdissement profond de tout l'avant-bras, et, au lieu de rouler la bande qu'on avait placée dans sa main, elle se mit à la serrer très fortement par l'effet de la contraction involontaire et convulsive de ses doigts. On n'obtint que fort peu de sang; le bras fut bandé sans que la malade souffrît dans la plaie; mais l'engourdissement de l'avant-bras persista, ainsi que la contraction des doigts. Cette contraction était tellement énergique que l'externe eût beaucoup de peine à ouvrir la main de la malade pour en retirer la bande. A peine les doigts furent-ils remis en liberté qu'ils se fermèrent immédiatement avec la rapidité d'un ressort dont on lâche la détente, et se placèrent dans l'ordre suivant : le pouce était couché transversalement dans la paume de la main; les doigts reposaient sur lui et appuyaient de manière à exercer sur son articulation métacarpo-phalangienne des tractions douloureuses.

L'externe vint immédiatement me prévenir (M. Breschet avait fini la visite et était parti). Je pensai qu'il n'y avait là qu'un simple spasme des muscles fléchisseurs, et je prescrivis un cataplasme et un bain local. La plaie n'offrait d'ailleurs rien de particulier. Ses bords étaient déjà agglutinés par le sang.

Deux jours, trois jours se passent sans le moindre changement. M. Breschet insiste sur les applications émollientes. Bien que la plaie soit presque cicatrisée, les muscles fléchisseurs des doigts sont toujours contractés avec la même énergie. On est même obligé de mettre un rouleau de charpie dans la main de la malade sans quoi les ongles, quoique coupés très courts, entameraient la peau.

Après quinze jours de traitemens infructueux, M. Breschet se décide à recourir à des moyens mécaniques. Nous étendons, non sans peine, les doigts de la malade, et les fixons sur une attelle digitale, ainsi que cela se pratique pour la cicatrisation des brûlures de la main. Pendant deux semaines, l'attelle est laissée en place, nous bornant à resserrer les lacs quand ils viennent à se relâcher. La malade s'y était habituée. Elle ne souffrait presque plus de cette position, qui lui avait d'abord paru si fatigante. Enfin, nous retirons l'attelle. Au même instant, les doigts se ferment et reprennent leur état de contraction forcée.

Que faire donc? M. Breschet essaie des douches de toute espèce et sous toutes les formes. Point d'amélioration. On frictionne le bras de la malade avec des pommades irritantes. Même insuccès. Enfin, au bout de six mois, nous n'étions pas plus avancés que le premier jour.

Cette jeune fille paraissait condamnée à une infirmité incurable. Déjà nous nous occupions de son placement à la Salpêtrière; mais auparavant, M. Breschet veut que j'essaie de la pile galvanique et des aiguilles.

Le 20 décembre eut lieu la première séance. J'enfonçai une aiguille en platine dans l'épaisseur des muscles extenseurs, près du coude, et une autre aiguille à la face dorsale du poignet. Je fis agir la pile; 25 et 30 couples furent employées sans obtenir le moindre effet. Il semblait même que sous l'influence de l'électricité la contraction des doigts devenait de plus en plus énergique.

Je procédai d'une autre manière:

Les aiguilles ayant été retirées, j'en implantai une dans les muscles fléchisseurs, près de l'épitrochlée, et l'autre aiguille au milieu de l'arcade fibreuse sous laquelle passent les tendons de ces muscles pour se rendre à la main. Ensuite, je mis les aiguilles en rapport avec les conducteurs de la pile. A ma très grande surprise, les doigts s'allongèrent et s'étendirent sous l'influence des commotions galvaniques. Le pouce seul était un peu réfractaire. Quand je prolongeais le contact des aiguilles et des conducteurs, de manière que le fluide arrivât, non plus par décharges, mais par courant continu, la main restait toute grande ouverte.

Je continuai régulièrement tous les jours ces applications. Dès la quatrième séance, la malade pouvait se servir assez librement de deux doigts, l'index et le médius. Après la septième, les mouvemens du doigt annulaire étaient aussi redevenus à peu près complètement libres. Chaque fois j'avais galvanisé les muscles fléchisseurs. Tout indiquait donc une guérison prochaine, lorsque vers la fin du mois de décembre la malade fut obligée de quitter l'hôpital. Je la perdis alors entièrement de vue, bien que je lui eusse recommandé de me tenir au courant de son état.

C'est seulement dans le mois de juillet 1839 qu'elle vint m'apprendre que la main était complètement guérie. Et, en effet, je constatai par moi-mêm que les doigts avaient repris toute l'agilité et toute la délicatesse de leurs mouvemens, puisqu'elle s'en servait pour coudre et pour faire toute espèce de travail d'aiguilles.

Je pensai bien que je ne devais point m'attribuer tout l'honneur de cette cure. Voici les renseignemens qu'elle me donna.

Après sa sortie de l'hôpital, elle n'avait pendant un mois à peu près, été soumise à aucun traitement, travaillant pour vivre et s'aidant autant que possible de ses doigts redevenus libres par suite de nos applications galvaniques. Mais bientôt ces mêmes doigts eurent perdu de nouveau la faculté de s'étendre, et la main se trouvait presque dans le même état qu'après l'accident, lorsqu'un médecin entreprit de nouvean de la traiter. Informé des moyens que nous avions employés à l'Hôtel-Dieu, et du commencement de succès obtenu sous leur influence, il appliqua l'électricité de la même manière, c'est-à-dire en galvanisant les muscles fléchisseurs. En une douzaine de séances, la malade avait recouvré toute l'intégrité des mouvemens de ses doigts.

J'ai eu plusieurs fois depuis l'occasion de revoir cette jeune fille. Sa guérison s'est parfaitement soutenue, et elle ne se ressent en aucune manière aujourd'hui d'un événement qui avait failli compromettre à jamais son avenir.

Je dois même rapporter une particularité assez curieuse. Cette malade a été saignée le 4 septembre 1840 au même bras, à la même veine, et précisément dans le même point que la première fois. La piqûre de la lancette n'a déterminé aucun accident. Elle s'est parfaitement cicatrisée, sans que les doigts aient ressenti le moindre engourdissement, ni la moindre gêne des mouvemens.

Si maintenant on voulait établir de quelle nature est l'affection que nous avons eue ici à traiter, j'avoue que je n'oserais hasarder à cet égard aucune conjecture. Sans doute cet état de contraction forcée des doigts était un phénomène tout à fait actif, dépendant de l'action exagérée des muscles fléchisseurs et non de la paralysie des extenseurs. Mais quelle cause a pu provoquer un pareil accident? D'après le siége de la piqûre, le nerf musculo-cutané a seul été exposé à être blessé. J'admets sa blessure, on ne voit pas encore en quoi la contractilité musculaire a dû être compromise, puisque ce nerf ne fournit à l'avant-bras et à la main que des rameaux cutanés. La lésion simultanée des nerfs cubital et médian pourrait seule expliquer anatomiquement des phénomènes semblables à ceux que nous a offerts la malade qui fait l'objet de cette observation : or ni l'un ni l'autre de ces deux nerfs n'ont pu être atteints.

Autre particularité non moins extraordinaire. Comment se fait-il qu'en galvanisant les muscles extenseurs, les doigts soient restés fermés, tandis qu'ils se sont ouverts quand nous avons galvanisé les muscles fléchisseurs? Ce fait est opposé à ce qu'on observe journellement; car on sait que l'électricité a pour effet de provoquer la contraction des muscles. Aussi avais-je commencé par galvaniser les muscles extenseurs, espérant par ce moyen vaincre la contraction des fléchisseurs.

Nul doute par conséquent que nous n'ayons eu affaire ici à une de ces anomalies nerveuses qui se jonent de nos prévisions et cèdent parfois aux traitemens les moins rationnels en apparence. Aussi aimè-je mieux raconter simplement le fait que de terminer par une hypothèse hasardeuse un travail que je me suis attaché à n'appuyer que sur des observations pratiques et des rapprochemens fournis par la physiologie.

FIN.

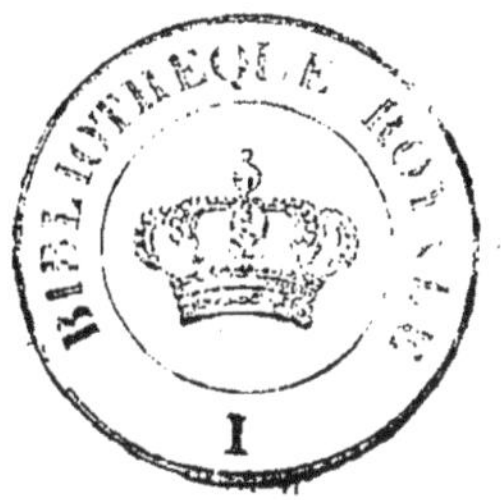

IMPRIMERIE ET LITHOGRAPHIE DE FÉLIX MALTESTE ET C°
Rue des Deux-Portes-Saint-Sauveur, 18.

www.ingramcontent.com/pod-product-compliance
Ingram Content Group UK Ltd.
Pitfield, Milton Keynes, MK11 3LW, UK
UKHW020403220726
13923UKWH00004B/1720